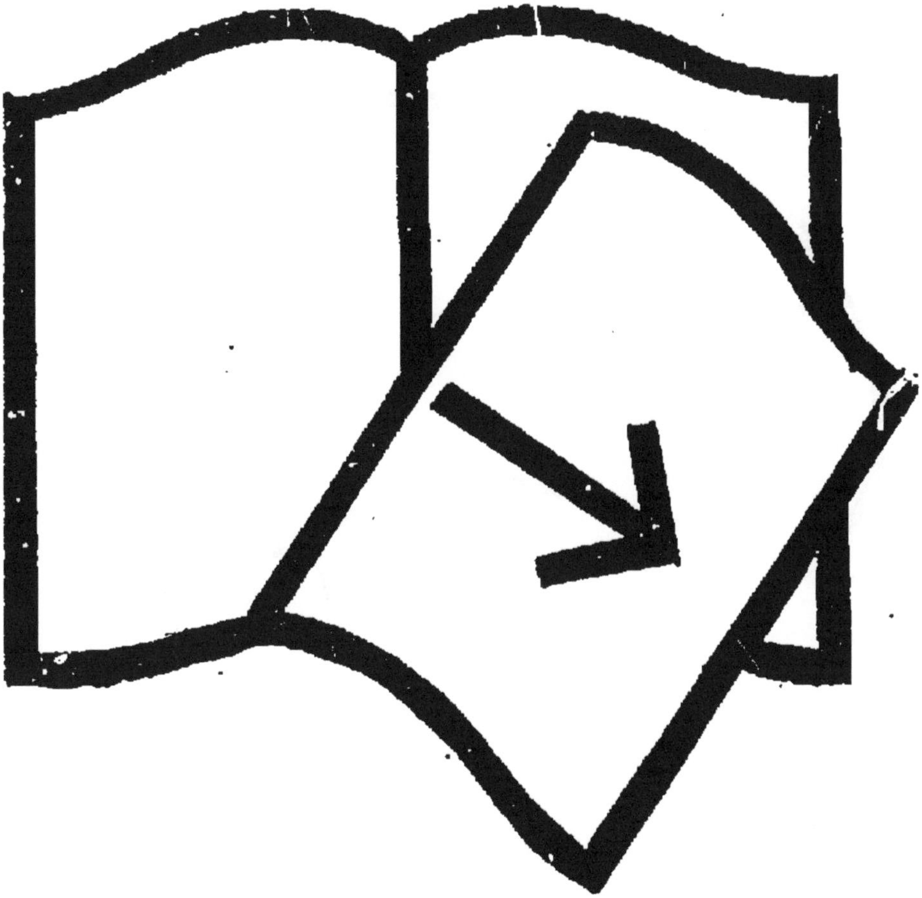

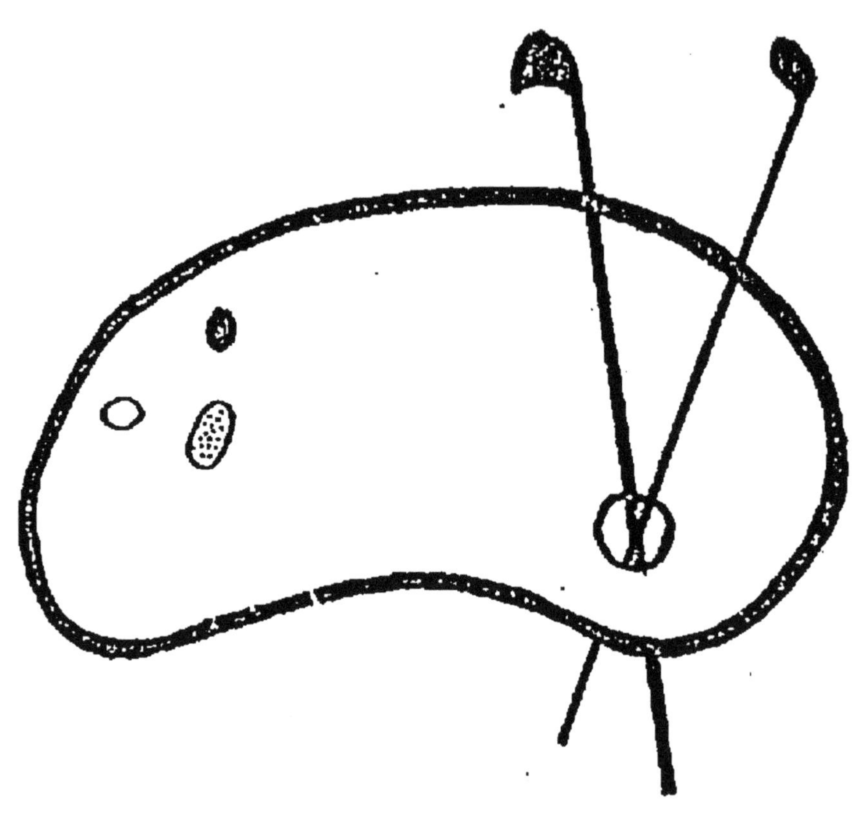

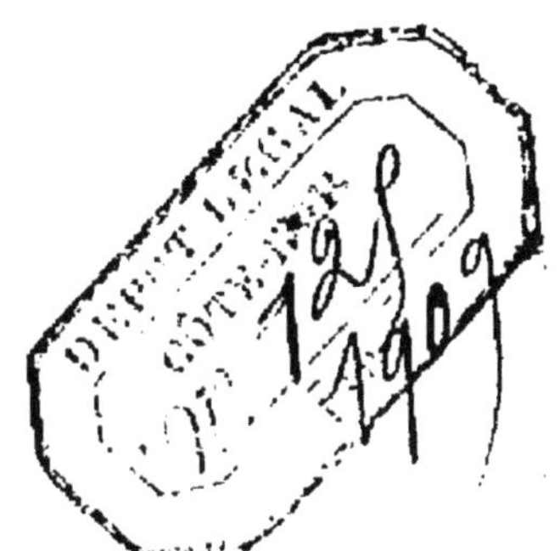

LES

DÉGÉNÉRESCENCES AUDITIVES

PRINCIPAUX OUVRAGES DU MÊME AUTEUR :

Les Démences. — Paris, Doin éd., 1905, 1 vol. 492 p.

Les Vagabonds (*en coll. avec Raymond Meunier*). — Paris, Brière éd., 1908, 1 vol. 331 p.

La Pellagre. — Paris, Brière éd., 1908, 1 vol. 250 p.

Les Accidents du Travail (*en coll. avec R. Decante*). — Paris, Brière éd., 1909.

La Psychologie collective. — Paris, Masson et Gauthier-Villars, 1909, 1 vol. 168 p.

Traité international de Psychologie pathologique, Paris, Alcan éd., (Premier volume sous presse).

Même collection :

L'Audition morbide, 1908, 1 vol. 146 p.

Travail et Folie ; *Influences professionnelles sur l'étiologie psychopathique.* (*en coll. avec R. Martial*) 1909, 1 vol. 110 p.

BIBLIOTHÈQUE DE PSYCHOLOGIE EXPÉRIMENTALE
ET DE MÉTAPSYCHIE

Directeur : RAYMOND MEUNIER

LES DÉGÉNÉRESCENCES AUDITIVES

PAR LE

Dr A. MARIE

Médecin en chef de l'asile de Villejuif
Directeur du laboratoire de Psychologie pathologique
de l'École des Hautes-Études.

PARIS
LIBRAIRIE BLOUD & Cie
7, Place Saint-Sulpice, 7

1909

Bibliothèque de Psychologie expérimentale et de Métapsychie

Directeur : RAYMOND MEUNIER

La *Bibliothèque de Psychologie expérimentale et de Métapsychie* s'adresse aux professeurs, aux médecins, aux étudiants et au public cultivé qu'elle renseignera sur les données acquises par la science contemporaine dans le domaine psychologique et psychique. Ces données sont aujourd'hui assez nombreuses et assez solidement établies pour qu'il ait pu paraître opportun de les faire connaître en dehors du monde encore restreint des travailleurs de laboratoire et des spécialistes. Ceux-ci trouveront d'ailleurs, parmi nos monographies, une série de mises au point utiles à leurs recherches et des exposés personnels de questions moins étudiées et plus théoriques. Nous pensons qu'ils porteront intérêt à cette nouvelle publication si nous en jugeons par l'accueil empressé qu'ils ont fait dès l'abord à notre projet.

Les volumes de notre collection se répartiront en trois groupes.

Le premier groupe constituera une série historique. Les diverses sciences psychologiques, encore qu'elles aient pris depuis un temps relativement court le caractère expérimental qui est celui sous lequel nous nous proposons de les envisager spécialement, ont derrière elles un long passé. Il est donc indispensable de les exposer, en quelque sorte « génétiquement ». Ce point de vue s'impose tout particulièrement pour certaines questions qui de près ou de loin, se rattachent à ce que les psychologues contemporains désignent sous le nom de « métapsychie ». Les recherches occultes, les problèmes qu'ont englobés tour à tour la magie, le spiritisme et la théosophie, du moins dans la forme merveilleuse où l'imagination se les représentait, exigent une interprétation historique.

Dans le second groupe seront traitées « les grandes questions psychologiques ». Par là nous entendons les problèmes d'un ordre général dont on trouve l'exposé dans les Manuels de philosophie, et que nous nous proposons d'étudier selon la méthodologie scientifique à laquelle on doit le renouvellement des sciences psychologiques.

Enfin notre troisième groupe, le plus important, sera consacré à l'examen des problèmes spéciaux de psychologie et de métapsychie. Par psychologie, nous entendons la psychologie normale, pathologique, ethnique et comparée. Quant à la Métapsychie, nous entendons par ce terme l'ensemble des sciences métapsychiques telles que M. Charles Richet les a présentées au Congrès de Rome (1906).

Ajoutons que certains volumes de la collection pourront appartenir à deux de ces groupes ou aux trois ensemble. Il s'agit donc plutôt ici d'indiquer les directions dans lesquelles nous nous proposons de nous engager que de tracer dès maintenant un plan limitatif de chaque volume ou de circonscrire définitivement notre domaine.

En résumé l'ensemble de la collection formera une sorte d'*Essai synthétique sur l'ensemble des questions psychologiques et des problèmes qui s'y rattachent.* Notre but sera atteint si l'effort de compréhension psychologique qui caractérise notre époque s'y trouve exprimé.

Volumes parus :

I. — N. VASCHIDE, Directeur-Adjoint du laboratoire de Psychologie pathologique de l'École des Hautes-Études. — **Les Hallucinations télépathiques.**

II. — Dr MARCEL VIOLLET, Médecin des Asiles. — **Le Spiritisme dans ses rapports avec la folie.**

III. — Dr A. MARIE, Médecin en chef de l'Asile de Villejuif, Directeur du laboratoire de Psychologie pathologique de l'École des Hautes-Études. — **L'Audition morbide.**

IV. — Princesse LUBOMIRSKA. — **Les Préjugés sur la folie,** avec une préface du Dr JULES VOISIN, Médecin en chef de l'Hospice de la Salpêtrière.

V. — N. VASCHIDE, Directeur-Adjoint au laboratoire de Psychologie pathologique de l'École des Hautes-Études et RAYMOND MEUNIER, Chef des travaux au même laboratoire. — **La Pathologie de l'Attention.**

VI. — HENRY LAURES. — **Les Synesthésies.**

VII-VIII. — RAYMOND MEUNIER, Chef des travaux au laboratoire de Psychologie pathologique de l'École des Hautes-Études. — **Le Hachich,** *Essai sur la Psychologie des Paradis éphémères.*

IX. — Dr HENRI BOUQUET. — **L'Evolution psychique de l'enfant.**

X. — Drs A. MARIE, Médecin en chef de l'Asile de Villejuif et R. MARTIAL, Chef des travaux du laboratoire d'hygiène ouvrière. — **Travail et Folie**; *Influences professionnelles sur l'étiologie psychopathique.*

XI. — ALBER. — **De l'Illusion**; *Son mécanisme psycho-social,* avec une préface de RAYMOND MEUNIER.

XII. — Dr. A. MARIE, Médecin en chef de l'Asile de Villejuif. — **Les Dégénérescences auditives.**

XIII. — Dr H. LAYRAND, Professeur à la Faculté libre de Lille. — **Rééducation physique et psychique.**

XIV. — Dr LEGRAIN, Médecin en chef de Ville-Evrard. — **Les folies à éclipses.**

En préparation :

Professeur BAJÉNOFF (de Moscou). — **La Psychologie des condamnés à mort.**

— **La Suggestion et ses limites.**

Dr ZIEM. — **Les Sommeils morbides.**

RAYMOND MEUNIER. — **L'Abstraction chez les enfants.**

Dr A. MARIE. — **Précis de Psychiâtrie.**

— **Crimes et Châtiments.**

N. VASCHIDE. — **Le Sentiment musical chez les aliénés.**

Dr MARCEL VIOLLET. — **La Peur morbide.**

— **La Satisfaction.**

Dr JULES VOISIN. — **L'Enfance anormale.**

Dr ARTAULT DE VEVEY. — **La Méthode en Psychologie comparée.**

ALEXANDRE ORESCO. — **Peuples oppresseurs et Peuples opprimés.** *Essai de psychologie sociale.*

Dr M. RABAND. — **La Peur chez les enfants.**

Dr X.... — **La Psychologie du Schintoïsme.**

SEYMOUR DE RICCI. — **La Psychologie du collectionneur.**

LES
DÉGÉNÉRESCENCES AUDITIVES

CHAPITRE I

Considérations générales

Dans un travail précédent [1] j'ai esquissé succintement la physiologie pathologique de l'audition chez les malades nerveux et mentaux, en dehors des altérations organiques locales; je voudrais parler dans cette étude des principales anomalies anatomiques que peuvent présenter les appareils périphériques ou centraux; ces anomalies permettent dans certains cas d'expliquer l'absence ou l'insuffisance des

1. Dr A. MARIE. *L'Audition morbide*. 1 vol. in *Bibliothèque de Psychologie expérimentale et de Métapsychie*, Bloud, éditeur, 1908.

perceptions auditives, indépendamment ou conjointement à des lésions centrales encéphaliques possibles.

Qu'un adulte devienne sourd, dit Cotard, cette infirmité pourra rester isolée à l'état de monopathie sensorielle et sauf le sens perdu, le sourd restera semblable aux autres hommes. Si au contraire c'est un petit enfant qui est frappé de surdité il deviendra sourd-muet, son évolution mentale sera gravement compromise et plus tard il différera des autres hommes, non seulement par la perte du sens de l'ouïe mais par beaucoup d'autres caractères qui tiennent uniquement à ce qu'il a été atteint pendant son enfance. (Cotard, 355).

On désigne sous le nom de dysécie nerveuse les cas ou l'organe auditif n'est le siège d'aucune altération matérielle appréciable qui puisse expliquer l'abolition ou la diminution de l'ouïe. — Aussi le degré d'instruction du médecin exerce-t-il selon de Trœltsch une grande influence sur la fréquence du diagnostic de surdité nerveuse ; il importe donc de déterminer ou commence et ou finit la dysecie nerveuse et en quoi consistent les insuffisances auditives des nerveux et psychopathes.

Nous n'avons pas besoin d'insister, au sujet du diagnostic de ces lésions, sur l'importance de l'examen fonctionnel en particulier par les méthodes expérimentales de RINNE, WOLFF, etc. C'est que pour l'oreille, les expansions nerveuses ne sont pas accessibles comme la rétine à l'exploration directe, et on est réduit aux signes subjectifs comme pour l'œil avant la découverte d'HELMOLTZ.

Chez les dégénérés, d'autre part, on sait la difficulté qu'il y a parfois à obtenir des renseignements subjectifs ; on en est donc réduit, disons-nous (pour l'oreille interne et l'oreille moyenne) souvent, à l'examen otoscopique, qui ne donne de renseignements que sur l'état de la membrane tympanique et de la caisse qu'elle recouvre.

Chez les idiots cet examen ne laisse pas que d'être parfois intéressant, en décelant les affections périphériques banales et identiques à celles que l'on peut rencontrer chez les normaux.

Les examens otoscopiques, joints à la recherche du double symptôme, douleur et écoulement, peuvent permettre un diagnostic assez précis.

Qu'il suffise de rappeler à ce sujet l'exposé si clair fait par Tillaux dans ses cliniques. Y a-t-il à la fois douleur et écoulement? il y a otite moyenne avec perforation ou otite externe, myringite aiguë.

Y a-t-il douleur seulement? c'est une inflammation aiguë ou chronique (selon le début récent ou ancien) de la caisse ou du conduit auditif.

Une de nos malades avait une otite de ce genre à répétition, l'inflammation venait par poussées aiguës périodiques coïncidant avec des accès d'agitation confuse.

Y a-t-il écoulement sans douleur? c'est l'otite tuberculeuse qui coïncide si souvent avec la méningite tuberculeuse consécutive dont meurent nombre d'idiots en bas âge. D'autres fois le développement de tubercules conglommérés de la base du cerveau amène non la mort, mais l'idiotie avec hydrocephalie, comme dans le cas d'un enfant antérieurement normal, qu'il nous souvient d'avoir observé à la clinique nationale ; cet enfant âgé de 4 à 5 ans était ainsi devenu sourd et aveugle.

Quand il y a surdité sans écoulement ni douleur et que le début a été brusque, il y a obstruction d'un des canaux aériens (trompe d'Eustache ou conduit auditif).

L'obstruction intermittente de la trompe d'Eustache est fréquente chez ces idiots strumeux, à catarrhe chronique de la muqueuse naso pharyngienne atteinte de coryza permanent.

Mais d'autres fois, sans que le début soit brusque, la surdité tient à une sténose progressive de la trompe qui, avec le développement vicieux de la base du crâne, peut être atteinte de rétrécissement par trop grande obliquité; la lésion correspond généralement à une asymétrie crânio-faciale; elle est alors unilatérale du côté atrophié et coïncide parfois avec une sténose nasale (H. Bendelack Hervetson de Leeds, Naso-pharyngoscopie — British-Association — Londres, 4 juillet 1892.) — Restent le catarrhe sec et la sclérose de la caisse qui pourraient se rencontrer chez l'idiot.

La confusion entre les deux est facile; le diagnostic, assez délicat, repose sur la moindre perméabilité de la trompe dans le premier cas, et les altérations tympaniques consistant en un défaut de transparence (coloration foncée, effacement du reflet lumineux et du marteau rétracté).

Dans la sclérose de la caisse, il est permis de voir une sorte de trophonévrose, en rapport avec une tare profonde, souvent héréditaire, qui nous la rend plus intéressante comme stigmate dégénératif. Ce sont des cas de surdité par sclérose de la caisse qu'on a observé chez les membres d'une même famille sous le titre de surdité par hérédité homochrône (Hœckel), ou hérédité aux époques correspondantes de la vie (Darwin, Lucas, Ribot). Tel est le cas cité par ce dernier d'une famille de dégénérés où les deux frères, le père et le grand-père paternel devinrent tous sourds à 40 ans (page 204 — Hérédité psychologique.) C'est que la sclérose de la caisse, bien que débutant de bonne heure, a une marche extrêmement lente.

Les malades et les parents ne s'en préoccupent que lorsque l'affection est déjà suffisamment avancée pour frapper les étrangers. En interrogeant bien, on s'assure que depuis longtemps déjà, l'ouïe, tout en étant suffisante, était moins fine que celle des autres personnes.

« La sclérose de la caisse présente un sym-
« ptôme qui lui est tout-à-fait spécial et tel-
« lement caractéristique, que l'on pourrait
« presque faire le diagnostic par correspon-
« dance. Ce symptôme est le suivant : Lorsque
« les malades sont au milieu du bruit, en che-
« min de fer, en omnibus, ils entendent très
« bien, mieux même que les personnes dont
« l'acuité auditive est normale, ce qui est dû,
« sans doute, à l'ébranlement, aux secousses
« que subit la chaîne des osselets. La consta-
« tation de ce fait rassure en général les ma-
« lades sur l'avenir de leur audition; pro-
« fonde erreur, puisque c'est la preuve d'une
« affection incurable » (TILLAUX).

L'examen du tympan fournit des résultats qui, comme le symptôme précédent, sont très caractéristiques de la sclérose de la caisse. La membrane est de couleur gris terne, blanchâtre et présente souvent des exsudats dans son épaisseur. On n'y voit que peu ou pas de vaisseaux. Un examen, même prolongé à une vive lumière, n'en décèle pas dans son épaisseur. Le manche du marteau se détache très nettement sur la membrane; de couleur blanche, il n'est pas flanqué de ses artères habituelles. On l'aperçoit de face sur toute sa hauteur, il n'est donc pas rétracté du côté de la caisse. « Sa forme m'a paru tout-à-fait « caractéristique, et je lui ai donné, depuis « longtemps, le nom de *marteau en haltère*. « Voici pourquoi : Presque toujours un ex- « sudat de forme arrondie entoure l'extré- « mité inférieure du manche du marteau, au « niveau de l'ombilic du tympan; or, comme « une autre saillie, l'apophyse externe siège « à son extrémité supérieure, le manche entier « prend assez exactement la forme d'une hal- « tère. La forme du reflet lumineux n'a qu'une

« médiocre importance, puisqu'il n'existe « pas de véritable forme physiologique. » (TILLAUX).

La trompe d'Eustache est libre, les malades sentent très nettement l'arrivée de l'air dans la caisse, par toutes les méthodes d'explorations, mais la douche d'air n'imprime que très peu de modifications à la surface du tympan, la chaîne des osselets étant plus ou moins ankylosée et par conséquent immobile. La muqueuse du pharynx est normale.

L'acuité auditive peut diminuer au point de disparaître complètement, mais *les malades perçoivent toujours les vibrations du diapason appliqué sur le front, et les perçoivent davantage du côté où la maladie est le plus avancée.* Ils entendent également très bien à l'aide du cornet acoustique.

Les bourdonnements sont fréquents et peuvent atteindre un degré qui rend la vie insupportable; quelquefois ils sont très faibles et peuvent même faire défaut. Il est évident que ces différences tiennent au degré de pression exercée sur le labyrinthe; mais on n'a pu, à notre connaissance, jusqu'ici, en trouver la manifestation sur le tympan.

Il est probable que l'intensité des bourdonnements est due à une altération portant plus spécialement sur la membrane des deux fenêtres.

Une de nos malades a présenté des vertiges et accidents analogues à ceux du mal de Menières. Ces symptômes, avec l'apparition tardive parallèle de la surdité nerveuse, sembleraient pouvoir être rapportés à un cas de ce genre.

Nous le répétons, nous ne traiterons pas ici des retentissements possibles d'inflammations suppuratives auriculaires sur l'encéphale; les abcès cérébraux d'origine otitique et leurs sequelles ne sont pas sans rapports possibles avec la mentalité dégénérative, mais cela constitue un chapitre à part des associations toxi-infectieuses et dégénératives que nous ne traiterons pas ici,

CHAPITRE II

Oreille externe et oreille moyenne

La description anatomique des parties de l'oreille susceptibles d'un examen direct sur l'idiot vivant, doit être complétée par l'étude de l'oreille externe. MM. Séglas et Féré ont étudié en détail ces déformations de l'oreille sur 1,233 sujets.

La situation des oreilles, disent-ils, ne subit guère de variations appréciables, leur direction n'offre à considérer que quelques variations d'obliquité.

Leurs dimensions sont plus sujettes à varier; c'est alors leur exagération que l'on rencontre le plus souvent.

La distance du pavillon au crâne est très

variable et s'accentue assez parfois pour que l'oreille prenne la forme d'un entonnoir, comme chez les mammifères, ou soit presque perpendiculaire au crâne (oreille en anse.)

Quant aux saillies et dépressions, il est des cas où, sans présenter d'anomalies, elles sont plus ou moins exagérées ou effacées.

Il existe également des asymétries des pavillons, asymétries de dimensions, de forme, d'implantation (DE BLAINVILLE).

Dans d'autres cas, on a rencontré de véritables irrégularités morphologiques.

La racine de l'*hélix* forme, à l'état normal, à la partie antérieure de la conque, un contrefort peu saillant et le fond de la conque paraît plan.

Chez certains sujets, cette racine de l'hélix peut prendre un grand développement, devenir saillante et se prolonger à travers la conque jusqu'au bord antérieur de l'anthélix, avec lequel elle se confond en formant ainsi le pli transverse de la conque, divisée alors en deux cavités secondaires (FÉRÉ et HUET. — *Société de Biologie*, 1885.) GRADENIGO (*Giornale della Reale. Academia de Med. di Torino*, 1889 et 1890 et *Comptes rendus du Congrès d'otologie*, Paris, 1889, page 144.)

On peut voir cette racine se bifurquer avant de se souder à l'anthélix.

Certaines lésions pathologiques telles que l'othématome cicatrisé, peuvent simuler cette malformation.

Mais dans ce dernier cas, on rencontre à la face cranienne du pavillon une dépression correspondant à la racine de l'hélix, tandis qu'il n'en est pas ainsi dans le cas d'othématome. — Nous avons rencontré un cas d'othématome ancien de l'oreille gauche chez un idiot épileptique (othématome traumatique, selon toutes probabilités.)

Dans le reste de son parcours, l'hélix peut encore présenter des irrégularités; parfois, la partie ascendante seule existe, la partie descendante du pavillon n'est pas ourlée et la fossette scaphoïde est aussi à découvert en arrière, ou manque. L'oreille est ainsi en quelque sorte déplissée (Morel).

D'autres fois, l'hélix présente un développement anormal et recouvre la branche postérieure de la fourche et de la fossette scaphoïde.

D'autres fois encore, il recouvre en bas la fossette scaphoïde et se fusionne avec l'anthélix.

Au lieu d'être arrondi, il peut être anguleux, ce qui, joint à l'aplatissement du pavillon étalé et désourlé avec peau sèche et parcheminée, est un bon signe de sclérose de la caisse (TILLAUX), c'est même un signe précoce, la sclérose semblant atteindre l'oreille externe avant la moyenne.

Chez certains sujets, le bord de l'hélix est comme dentelé et présente des saillies et des dépressions irrégulières dues à un défaut de développement du bord du pavillon (MEYER).

Une anomalie intéressante est celle qui a été signalée par DARWIN et qui consiste en une saillie développée sur le bord libre de l'hélix, sur la partie postéro-supérieure. C'est le *tubercule de Darwin*.

Dans les cas assez fréquents où l'hélix se

déroule, le tubercule se trouve rejeté en arrière, sur la circonférence même du pavillon, qui perd alors sa forme ovoïde, car l'extrémité supérieure, au lieu d'être arrondie, forme un angle à la partie postéro-supérieure.

Il arrive parfois que cette saillie constitue un nodule mobile, paraissant constitué par un petit cartilage séparé. Il ne faudrait pas le confondre avec les tophus goutteux développés sur le bord de l'hélix.

Pour la majorité des auteurs, le *tubercule de Darwin* paraît constituer une déformation atavique rappelant l'oreille à pointe des mammifères; d'ailleurs, chez un grand nombre de singes, les babouins et les macaques, on retrouve l'oreille pointue que l'on rencontre quelquefois sur le fœtus de l'orang, ou chez les gibbons très jeunes (Hartman).

Chiarugi a observé que les deux courants de poils du bord libre de l'oreille, se rencontrent sur le tubercule quand il existe, de même que chez les animaux, les poils sont dirgési vers la pointe.

Pour Schwalbe (14e *Congrès des neurol. et*

alién. de l'Allem, du S. O. Analysé in *Archives de Neurologie*, 1890, p. 56), l'oreille darwinienne, pointue, n'a rien d'atavique, elle émane d'une particularité normale dans l'espèce humaine, et il dit en avoir constaté invariablement l'existence chez l'embryon humain de quatre à sept mois.

Du côté de l'anthélix, outre sa soudure avec la racine de l'hélix, déjà signalée, on n'observe guère que l'effacement, ou plus souvent l'exagération de cette saillie, dépassant alors le plan du pavillon (Vildermuth, Binder. *Arch. f. Psych.*, vol. 20, ch. 2).

Les *crura furcata*, outre leur inclinaison plus ou moins accentuée, ont parfois une de leurs branches dédoublée, le plus souvent la postérieure et prennent alors la forme d'un trident; par suite, il y a deux fossettes intercrurales.

D'autres fois, au contraire, la branche postérieure disparaît tout à fait, si bien que les fossettes intercrurales et scaphoïdes se confondent.

Le *tragus* ne présente d'autre fait que d'être

plus ou moins saillant; il en est de même de l'*antitragus*.

Cependant ce dernier peut être rejeté tout à fait en dehors, de telle façon que l'incisure intertragienne disparaît et que le bord inférieur de la conque paraît suivre une ligne régulière.

Dans ce cas, la racine de l'antitragus forme une saillie dans l'intérieur de la conque.

Nous avons vu les diverses modifications que pouvaient subir les dépressions ou fossettes du pavillon; elles sont subordonnées à celles des saillies.

Parfois, l'ouverture du conduit auditif externe, au lieu d'être ovalaire, se présente sous la forme d'une fente.

Il peut être réduit à un point ou même être atteint d'atrésie.

Ce peut n'être alors qu'un front membraneux voilant un conduit auditif cartilagineux et assez normal, ou bien il y a panatrésie congénitale, dont nous verrons l'étiologie au chapitre embryologie et développement.

Inversement, le conduit auditif externe peut

être plus largement ouvert qu'à l'état normal et plus court. Les axes, au lieu d'être dans le plan horizontal en prolongement l'un de l'autre comme normalement, peuvent être obliqués en haut ou en bas, en avant ou en arrière.

Enfin, comme l'a signalé Tillaux, spécialement dans la sclérose de la caisse, outre la diminution de longueur de l'axe, le conduit auditif peut être à parois rectilignes au lieu d'être, comme à l'état normal, recourbé et sinueux; il en résulte que le tympan, situé directement dans l'axe du conduit, se voit nettement, même sans le secours du speculum; aussi cette maladie est-elle très favorable à l'étude otoscopique, d'autant plus que la peau qui tapisse le conduit est sèche, sans cerumen, furfuracée.

Du défaut d'incurvation des parois il résulte que la membrane tympanique est presque verticale (au lieu d'être inclinée à 45°).

Le tympan est alors très mal protégé contre l'air extérieur et on l'a comparé à une cornée qui ne serait plus recouverte par les paupières.

Il est permis d'attribuer à ces conditions physiques une certaine part dans la production des altérations consécutives de la caisse.

On a signalé, au voisinage du conduit auditif externe, des kystes dermoïdes qui, comme ceux de la queue du sourcil, semblent relever de l'occlusion prématurée d'un point de la fente branchiale pharyngienne dont, comme on le verra, dérive cette portion de l'oreille. La cavité de la conque présente des variations considérables.

La conque peut varier en profondeur et étendue, ou en rapport avec l'inclinaison et la dimension du pavillon.

Cependant on a noté, chez les aliénés, un développement de la conque supérieur à celui du pavillon, surtout dans le sens transversal. — (Frigerio, *Arch. d'Anthrop. criminelle,* 1888.)

Le *lobule,* dit Séglas dans la leçon que nous avons publiée avec Bechet en août 1889 [1], est, sans contredit, une des parties de l'oreille dont

1. Morphologie des aliénés, n° 5, *Iconographie de la Salpetrière.*

la conformation varie le plus souvent. Dans certains cas il est très long, mais plus souvent petit et parfois même absent tout à fait.

Normalement, il est indépendant et soudé seulement à la partie supérieure de son bord antérieur.

Or, il arrive parfois que ce bord adhère aux téguments, dans presque toute ou même dans toute son étendue, ou s'insère sur la joue à angle aigu.

D'autres fois il leur est uni par une sorte de repli membraneux; il est alors comme palmé. De plus, l'angle postérieur qu'il forme avec l'hélix peut s'effacer; il est alors indistinct.

Dans d'autres cas on peut constater aussi, à la base du lobule, la présence d'une dépression transversale faisant suite au sillon qui sépare l'hélix de l'anthélix et placée entre le lobule et l'antitragus, qui est le plus souvent alors renversé en dehors; en même temps, le lobule est très peu développé et membraneux.

« Lorsque le lobule manque complètement, le sillon qui sépare l'hélix de l'anthélix, se continue souvent, en diminuant de profondeur, jusqu'à l'insertion antérieure du pavillon de l'oreille et semble prolonger ainsi la fosse scaphoïde.

« Quelquefois le lobule est bien développé mais adhérent et se dévie de manière à présenter sa face externe en avant.

« Telles sont les principales variétés morphologiques du pavillon de l'oreille. Souvent, elles ne sont pas symétriques, moins marquées ou absentes d'un côté. (Séglas, *loc. cit.*).

D'après les recherches faites par Féré, ce serait toujours du côté *gauche* qu'on les trouverait plus marquées.

Cette particularité a été également notée par Amadei et Tonnini (*Degenerazione el primitivita Arch. ital. per le mal nerv.* — Janvier et Mars 1890).

Au contraire, Gradenigo les a notées plus fréquemment à droite, à l'exception cependant, des oreilles en anse.

Quant à la signification de ces différentes anomalies, dit encore Séglas, il est bien difficile de se prononcer à ce sujet ; beaucoup d'entre elles se rencontrent fréquemment chez les anthropoïdes et chez les singes (absence d'hélix, tubercule de Darwin, absence d'une branche de la fourche, absence du lobule, exagération de la racine de l'hélix.

Mais les auteurs ne sont point d'accord pour savoir lesquelles doivent être rattachées à l'atavisme, ou à la dégénérescence; il n'est même pas jusqu'à l'oreille darwinienne qui ne soit contestée.

Quoi qu'il en soit, d'après Féré, si les malformations du pavillon de l'oreille ne sont pas notablement plus fréquentes chez les aliénés que chez les personnes saines d'esprit elles sont incontestablement plus fréquentes chez les épileptiques et surtout les idiots (qui sont d'ailleurs souvent l'un et l'autre.)

Quant à leur valeur en ce qui concerne les simples dénégérés, elle reste discutable.

Comme l'avait dit Schwalbe, il faudrait pour trancher la question :

Qu'on classe les diverses formes d'oreilles en prenant pour base l'anatomie comparée et l'embryogénie :

Que l'on établisse la statistique des diverses

formes d'oreilles observées dans la population normale :

Depuis, l'auteur a, d'ailleurs entrepris cette statistique, et tandis qu'il trouve l'anomalie Darwinienne chez 33 0/0 des gens normaux, les malades en étaient porteurs 93 fois 0/0.

L'auteur signale des différences sexuelles que nous ne croyons pas avoir rencontré ; nos idiots du sexe féminin ou masculin nous ont paru différer peu à ce point de vue.

Schwalbe, dans son dernier travail, signale des méthodes de mensuration nouvelles, entre autres, la détermination du triangle auriculaire et de l'indice morphologique auriculaire par opposition à l'ancien indice physiognomonique de Topinard (Indice *hauteur — largeur*.)

L'indice de Schwalbe est le quotient de la ligne d'insertion par la longueur vraie du pavillon (de la pointe darwinienne, au bord supérieur du tragus). Son triangle auriculaire s'établit par la distance du sommet de l'oreille, ou point darwinien, aux extrémités de la base, ou ligne d'insertion. — Nous avons pris quelques-unes de ces mesures sur nos malades; nous en joignons le tableau, dont nous avons ailleurs publié les dessins d'empreintes à l'appui [1].

Mensurations auriculaires.

Observations	OREILLE DROITE			OREILLE GAUCHE		
	Hauteur	Largeur	Indice	Hauteur	Largeur	Indice
II	6.2	3.5	1.7	5.5	3.2	1.7
III	6.5	4	1.6	5.5	3.5	1.5
V	6	3.5	1.7	6	3.5	1.7
VI	6.3	3	2.1	5.5	2.5	2.2
VII	6	3	2.0	6	4	1.5
VIII	6	3	2.0	6	3	2.0
IX	6.5	4.5	1.4	6.5	3.5	1.8
X	6.5	3.5	1.8	6	3.5	1.7
XI	6	3.5	1.7	6	3.5	1.7
XII	5.8	3.2	1.8	5.8	3.2	1.8
XIII	6	3.5	1.7	6	3	2.0
XIV	5.5	3.5	1.5	6	3.5	1.7
XV	6.2	3.2	1.6	6	3	2.0
XVI	6.8	4	1.7	6.8	4	1.7
XVII	6.8	4.1	1.6	6.4	4	1.6
XVIII	6	3.5	1.7	6.5	3.5	1.8
XIX	5.5	3	1.8	4.8	3	1.6
XX	5.8	4	1.4	5.8	4	1.4
XXIV	6.5	3	2.1	6.5	3	2.1
XXX	6	4	1.5	6.1	3.9	1.5
XXVII	6.2	4	1.5	6.3	4	1.5
XXVIII	6	3.5	1.7	5.5	3.5	1.5

1. Voir *Arch. de Neurologie*, 1er semestre 1903.

Classification de SCHWALBE. — Au point de vue descriptif, l'auteur admet, chez l'homme, six formes principales pour le pavillon.

1° La première se rapproche de celle du Macaque. Le bord postérieur de l'hélix ne présente pas de trace d'enroulement sur lui-même, Le bord supérieur cesse d'être enroulé avant même d'atteindre la pointe de l'oreille. Enfin, cette pointe est très marquée et occupe une position très élevée, à la limite du bord supérieur et du postérieur.

2° Chez le cercopithèque, au contraire et dans les oreilles humaines qui s'en rapprochent, la pointe est toujours située sur le bord postérieur. En même temps, le bord supérieur s'infléchit légèrement en bas. Le bord postérieur est parfois dirigé légèrement en dehors, mais il n'y a jamais, à proprement parler, d'enroulement.

3° Dans une troisième forme plus réduite, tout le bord de l'hélix est ourlé et regarde en avant, sauf sa partie inférieure qui se perd dans le lobule. La pointe se dessine nettement sur le bord réfléchi de l'anthélix.

4° et 5° Dans les deux formes suivantes, le bord supérieur du pavillon toujours enroulé sur lui-même, décrit une courbe continue, tandis que dans les précédentes, il y avait un angle obtus au sommet de l'oreille.

Dans le type le plus réduit (5.) le sommet vrai de l'oreille n'est pas facile à déterminer. Il n'est représenté que par un léger épaississement du bord de l'anthélise. Celui-ci peut être enroulé sur lui-même, ou bien ne former qu'un bourrelet saillant au dehors.

6° Enfin, on peut admettre une sixième catégorie dans laquelle il est absolument impossible de rien distinguer qui indique l'emplacement du sommet. Dans ce cas, pour déterminer la longueur vraie du pavillon, on se rappellera que son sommet est situé d'ordinaire, à l'union du tiers supérieur et du tiers moyen du bord postérieur ; un peu au dessus de la branche horizontale de l'anthélix.

Il arrive souvent que les deux pavillons ne sont pas semblables, et cela au point de rentrer chacun dans une classe différente. (Voir nos empreintes.)

Depuis Marchetti de Padoue, quelques anatomistes ont décrit dans la membrane du tympan, un trou auquel on a donné le nom de trou de Rivinus. Tour-à-tour, soutenu et contesté, ce trou n'est presque admis aujourd'hui par aucun anatomiste ; il est plutôt considéré comme un arrêt de développement, ainsi que Hirtl et Tröltsch l'ont démontré. C'est une perforation de ce genre que Mori décrit en premier lieu. La membrane du tympan présentait en bas et en avant, une ouverture ovale à bords réguliers, dans laquelle pénétrait la couche épidermique en faisant un repli. — A la partie supérieure, vers l'anneau tympanal, on pouvait passer une soie de sanglier par le trou qui y existait. — Le tympan est normal à sa partie supérieure, mais, inférieurement il se soulève en formant un cône de 6 millimètres qui se termine par une ouverture circulaire et régulière. Le tympan présentait sa structure histologique normale. De plus, le sujet n'avait jamais eu de maladies des oreilles, seulement, il éprouvait quelquefois des bourdonnements. — L'auteur considère ce fait comme un arrêt de développement et rappelle en quelques mots, pour l'expliquer, le développement normal de l'oreille. — Dans une autre observation le vestibule présentait sur sa partie interne une excavation parsemée de petits pertuis donnant passage aux branches du nerf vestibulaire; le vestibule était formé par quatre cavités. — Le canal demi-circulaire supérieur n'était pas apparent; d'après l'auteur, il s'agirait là d'une réunion des canaux et du vestibule qui ne formeraient qu'une seule ampoule.

Vices de conformation du pavillon de l'oreille. — Ces arrêts de développement sont plus communs et moins importants. Dans une observation, l'oreille était difforme; la conque n'existait pas, de même que le conduit cartilagineux, et ceci coïncidait avec une absence du tympan. La cavité du labyrinthe était à peu près normale. — D'autres faits sont relatés et accompagnés de figures explicatives. — (MARIANO. Sopra alcune alterazioni congenite dell organo audito p. C. MORI. *Annali universali di Medicina* V. CCXXXII. avril.)

Dans son travail sur l'imperforation congénitale du conduit auditif. CARÉ donne les conclusions suivantes :

L'imperforation du conduit auditif externe, est une affection dont la rareté très grande, doit-être opposée à la fréquence relative des vices de conformations portant sur les orifices naturels.

Elle est assez souvent bilatérale, mais lorsqu'elle siège d'un seul côté, c'est presque toujours du côté droit.

L'obstacle occupe des profondeurs différentes suivant les cas.

L'obstacle est représenté, tantôt par une membrane, tantôt par une couche plus ou moins épaisse de parties molles, ou bien, enfin, par une lame de partie molles reposant sur une surface osseuse.

L'arrêt de développement du pavillon de

l'oreille n'implique aucunement la nature ou la profondeur de la lésion.

Toutefois, son absence comporte le plus ordinairement, l'existence de lésions étendues.

Dans le plus grand nombre des cas, l'oreille interne conserve un état d'intégralité parfaite.

Les vices de conformation concomitants de la face, indiquent toujours une malformation grave, non seulement, au point de vue de l'audition, mais encore à ce qui regarde l'intelligence et la parole.

L'exploration permet le plus souvent de reconnaître la variété d'imperforation et l'état d'intégrité sous jacent de l'appareil de réception de l'ouïe

Le pronostic de la maladie n'est pas aussi grave qu'on pourrait le croire, quant à la viabilité du sujet, mais la fonction auditive est toujours plus ou moins compromise.

Quand l'état de la fonction auditive est relativement assez bon, l'opération est contre-indiquée, sauf dans le cas où il existe une simple membrane.

On ne doit jamais tenter d'opération sans

Observations	Angle facial	Circonférence	Courbe Ant. Post.	Courbe transverse	Diamètre A. P.	Diamètre transverse	Indice céphalique	Capacité crânienne
I	71	51	31	26.5	16.5	13.5	81	1.120
II	70	52	36	32	17	14	82.3	1.190
III	66	53	36	33	18	14.5	80.5	1.215
IV	69	49.5	29	28	15.5	13.5	86	1.075
V	69	51.5	32.5	29.5	18.5	14	75	1.165
VI	71	49.5	32.5	30	16.5	13.5	81	1.120
VII	70	51	35	33	17	13	76	1.160
VIII	72	51.5	32.5	32	17	13.5	73	1.145
IX	80	51	29.8	34	17	14.2	84	1.140
X	70	53.5	35	33	17.5	14.5	82	1.185
XI	55	50.5	34.5	30	17.1	14.3	84	1.164
XII	74	49	32	27.5	14.8	13.5	92	1.093
XIII	58	56.5	36	32	18	15	83.3	1.255
XIV	65	50	35	30	16	13	81.2	1.140
XV	[illegible]	53	32	29.5	17.5	15	85	1.175
XVI	70	54.5	33.5	31	17.5	14.5	82.8	1.200
XVII	74	52.5	33.2	32	16.3	15	98	1.170
XVIII	65	52.5	36.5	33	18	13	72	1.280
XIX	63	47.2	31.5	30	15.8	13	82	1.075
XX	69	50	33.5	30	17	13.8	81	1.140
XXI	73	47.5	30	27.5	14	13.2	94	1.047
XXII	59	49.8	32	29	16	13.5	84	1.113
XXIII	65	52.5	30	29	17	14.7	86	1.142
XXIV	69	53	35	28.5	16.5	13	78	1.175
XXV	65	55	31.5	29	18	14.2	78	1.187
XXVI	75	53	35	32	16.5	14.8	89	1.193
XXVII	79	51.5	33	31	16.2	14.4	83	1.151
XXVIII	65	46.5	29	28.5	15	13	86	1.033

s'être assuré de l'intégrité de l'appareil de réception. (Thèse. Paris, CARÉ, 77.)

Les mensurations auriculaires impliquaient comme complement authropologique les mensurations craniennes de nos malades.

Nous les avons pratiquées par les procédés ordinaires au goniomètre de BROCA et avec les bandes de plomb.

Nous en joignons le tableau.

On remarquera la fréquence de la brachycéphalie occipitale chez les malades à système sensoriel imparfait, (audition surtout)

Les quelques malades dolichocephales ou mesaticéphales ont aussi fourni quelques cas de troubles auditifs mais il est à remarquer que chez eux la lésion a paru périphérique le plus souvent, ce qui cadre assez avec l'état relativement développé cranioscopiquement, des centres cortico-sensoriels.

L'état cephalométrique exact des zône sensitivo sensorielles a été établi trigonométriquement par M. le Professeur BÉNÉDICKT de Vienne.

Ses procédés très délicats nécessitent des

appareils que nous ne possédions pas et des calculs longs et difficiles auxquels nous ne pouvions nous livrer en ce qui concerne le point de vue spécial de l'audition.

CHAPITRE III

L'oreille interne

Nous ne pouvions songer ici à développer les méthodes d'examen usités en otorhinolaryngologie pour l'exploration du tympan et des cavités annexes accessibles (trompe d'Eustache, caisse moyenne), elles n'ont rien de spécial, si ce n'est la plus grande difficulté d'application, lorsqu'on les emploie chez les dégénérés qui nous occupent. Les résultats qu'on en obtient, en dehors des malformations banales de développement (atrésies incomplètes), n'offrent rien de particulier; on observe les scléroses ou amincissements de la membrane tympanique qui peut être incomplète (inocclusion), on peut trouver des anomalies de disposition ou de forme de la chaine des osselets, mais le plus souvent on ne relève que des reliquats variés d'affections auriculaires diverses. Leur survenance chez un arriéré préalable, ne laisse pas toutefois que d'ajouter une insuffisance acquise aux insuffisances congénitales préalables, on le conçoit.

Les lésions des parties accessibles de l'appareil auditif étant ainsi esquissés sur l'idiot vivant, passons à l'étude des lésions nécroscopiques.

Nous continuerons, de la périphérie aux centres, à examiner les expansions nerveuses labyrinthiques en les suivant jusqu'aux zônes corticales dont elles émanent dans le cerveau.

On a signalé parmi les anomalies des organes intra-crâniens, l'absence du nerf auditif (Michel); l'état rudimentaire du labyrinthe (Montain et Schwartze). Hyrtl, Voltolini, Claudius, Urbanstschisch ont trouvé des altérations, soit des anomalies, soit des arrêts de développement dans les canaux demi-circulaires, ou du limaçon.

D'après Beard (1867) qui a étudié l'état de la membrane du tympan et de l'arrière-gorge dans 296 cas de surdi-mutité, d'accord avec LADREIT DE LA CHARRIÈRE, HOFFMANN, VENDT, WREDEN, DE TICELTSCH, les lésions anatomiques que l'on rencontre chez les sourds-muets, ne différeraient pas de celles que l'on trouve chez les sourds en général; c'est-à-dire que, chez les uns et les autres on trouve à l'autopsie des altérations matérielles du tympan, rarement perforé chez l'enfant (1 fois sur 35, WREDEN).

Aujourd'hui, l'opinion qui tendait à faire de la surdi-mutité, une entité isolée, fait place à une opinion plus rationnelle, éclairée par l'observation et l'anatomie pathologique : la surdi-mutité est le produit de lésions de l'organe périphérique chargé de percevoir les sons, survenues dans le jeune âge, ou (cas d'idiotisme, de crétinisme), *un symptôme de l'arrêt de développement de l'encéphale.*

Mais la surdité périphérique constatée est, manifestement, elle-même sous l'influence héréditaire et par suite une forme de dégénérescence. On l'a discuté en objectant les surdités tardives acquises, mais aujourd'hui il est démontré qu'elle peuvent être héréditaires comme on l'a pu voir par des exemples cités plus haut et par ceux empruntés au traité de l'hérédité psychologique de M. Ribot.

La surdi-mutité frappe quelquefois exclusivement les garçons ou les filles dans une famille; d'autres fois, les sourds alternent avec les entendants. Le sexe masculin présente un chiffre plus élevé que le sexe féminin; fait curieux, il semble que la proportion des sourds-muets augmente quand l'un des conjoints seulement, est sourd-muet.

La *consanguinité* paraît avoir une action sérieuse sur la genèse de la surdi-mutité. Cependant, il résulte de la critique, à laquelle Lacassagne et Ladreit de la Charrière se sont livrés au sujet des faits allégués, que l'on s'est exagéré l'importance de cet élément étiologique; en réalité, elle ne fournirait que 8 pour cent.

Dally a constaté à l'institution des sourds-muets, de Paris, que pour 315 pensionnaires nés de parents sans consanguinité, 6 sourds-muets seulement étaient nés de parents consanguins.

L'influence *de la race* apparaît ici ; et la race juive passa pour fournir une plus grande quantité de sourds-muets, (LIEBREICH). On se rappelle les discussions académiques qui ont réduit cette théorie à sa juste valeur.

HARTMANN s'élève contre l'opinion qui fait jouer un rôle à l'alcoolisme, les excès, les privations, la misère, excitations de la mère, peur, chagrin, froid, etc.

Il est peut-être bon de rappeler ici les exostoses auriculaires signalées sur les têtes plates, préhistoriques d'Indiensqui déforment dès la naissance, la tête de leur enfant.

Quant à *l'endémicité* dela surdi-mutité dans certaines régions, est-ce le froid humide (GELLÉ, LACASSAGNE), ou bien les eaux (LENT, SCHIRNER), qui causent cette affection comme le crétinisme? — BOUDIN, MAYR ont montré combien la surdité est plus fréquente dans les hautes vallées des Alpes, de la Savoie, du Dauphiné etc., régions marquées aussi naguère par la fréquence du crétinisme.

La distinction de deux classes, l'une caractérisée par les altérations périphériques, par opposition aux altérations centrales de l'autre, doit donc être complétée par l'adoption d'un groupe mixte où coexistent les lésions des centres et de l'appareil sensoriel proprement dit, groupe unissant les deux autres.

Dans ce groupe mixte, il faut, enfin, distinguer les cas où la coexistence des deux ordres d'altération est une simple coïncidence, et ceux où ils relèvent d'une cause commune. (Toxhémie dysthyroïdienne des crétineux sourds.)

C'est ainsi que l'on peut observer l'idiotie par syphilis cérébrale en même temps que la surdité d'HUTCHINSON, qui se rencontre chez les hérédo-infectieux avec la kératite interstitielle et les dents en ogives (syphilis, tuberculose héréditaire, etc.)

Un arrêt de développement correspondant à l'accolement des bourgeons de la fente fœtale pharyngienne, peut amener une atrésie auditive avec altération centrale de la 8e paire et de ses centres corticaux.

Le stigmate physique tangible peut correspondre à une malformation profonde de même origine.

Il est d'autres stigmates sur la valeur desquels on discute; c'est ainsi que la déformation de la poitrine par aplatissement latéral ou antéropostérieur a été signalée comme plus fréquente (URBANTSCHISCH), chez les dégénérés atteints de surdi-mutité congénitale.

On a voulu y voir une conséquence de l'absence du langage parlé; il est plus logique d'y voir un stigmate de plus, surtout, depuis que ces malformations thoraciques ont été décrites chez les dégénérés parlants et que l'infantilisme physique et mental a été étudié dans des formes pottiques, scoliotiques et autres.

Mais, dans ces cas où l'on a soutenu la nature exclusivement périphérique des lésions, on trouve à l'autopsie des altérations manifestes des centres nerveux : Il est vrai que l'on objecte que l'atrophie centrale est secondaire, et due au non fonctionnement ou à la névrite centripète.

Pour résumer ce qui a trait aux dégénérescences de l'oreille interne, il faut rappeler la physiologie normale de ces organes et la physiologie comparée dans la série animale selon l'évolution plus ou moins complète de la fonction. Les régressions dégénératives rappellent souvent un retour en arrière et une immobilisation à une phase de développement incomplet.

A l'état normal le mouvement vibratoire passe de la chaîne des osselets de l'oreille moyenne au vestibule ; l'utricule et le saccule de l'oreille interne vibrent ; de là l'onde gagne les ampoules des canaux semi-circulaires ; des irradiations consécutives centrales et symétriques, résultent les réflexes moteurs synergiques, d'orientation, d'attention, de défense (bruit trop intense.)

Des irradiations centrales insolites peuvent entraîner les hallucinations secondaires, les aura vertigineuses (dégénérés épileptiques).

De l'étendue individuelle des organes de Corti, dans la rampe vestibulaire. dépend la récolte des sons complexes associés, simultanés, périodiques, etc. ; c'est là que les perceptions de timbre et de tonalité se préparent par la fusion et la coordination des éléments primaires, des vibrations élémentaires ou partielles.

Gellé s'appuie sur la prédominance du limaçon au détriment des canaux circulaires si réduits des cétacés pour mettre en doute la fonction de l'audition purement tonale du limaçon. Il oppose le limaçon si imparfait des oiseaux chanteurs à celui si développé de quelque crocodiliens et surtout du cobaye.

« Tous les mammifères ont une organisation auriculaire et labyrinthique presque identique, et seul l'homme parle et a créé la musique... l'homme entend autre chose et autrement que les animaux avec des appareils bien peu différents... C'est par le cerveau qu'on devient musicien et c'est grâce à l'immense clavier du limaçon que l'on peut percevoir la multitude des sons qui, assemblés, coordonnés, combinés, donnent les sensations musicales. » (Gellé. *L'audition et ses organes.*)

CHAPITRE IV

Lésion centrale et audition corticale

Quelle qu'en soit l'interprétation, nous croyons intéressant de rappeler ici l'autopsie de Laura Bridgman, cas type d'idiotie périphérique totale compliquée d'anosmie, d'agueusie et de cécité.

Citons Donaldson : « *Observations anatomiques sur le cerveau et quelques organes sensoriels de Laura Bridgman.* » D'un ensemble d'observations très longues et très minutieuses, l'auteur conclut : « Que les conditions « anatomiques étaient celles d'un cerveau « normal dans lequel les nerfs et les bulbes « olfactifs, les nerfs optiques, acoustique et « peut-être le glosso-pharyngien étaient tous « plus ou moins détruits à leur extrémité

« périphérique. Cette destruction a produit « une dégénérescence qui a gagné les centres « nerveux et influencé tout le cerveau, ainsi « que cela a été prouvé par la minceur de la « couche corticale. Ce cas présente un maxi- « mum de perte en ce qui concerne les sens « avec un minimum de trouble cérébral. »

La question de la surdité périphérique et auriculaire étant mise de côté, la surdité nerveuse peut reconnaître pour cause exclusive une lésion du nerf acoustique. C'est un fait assez fréquemment noté. Lebert et Wirchow disent que le nerf auditif, est de tous les nerfs crâniens, celui qui est le plus souvent atteint.

En général, le facial est également atteint ; souvent le trijumeau et le nerf moteur oculaire externe sont englobés et le diagnostic s'éclaire par les troubles fonctionnels caractéristiques des lésions de chacun de ces nerfs, association qui indique l'origine intra-crânienne de la surdité observée.

L'épreuve de l'excitation électrique restant négative peut bien confirmer l'existence d'une paralysie ou d'une atrophie, mais n'apprend rien sur le siège, ni sur la cause de la lésion. DUCHENNE de Boulogne nie que l'exploration électrique permette de pronostiquer l'incurabilité de la surdité.

C'est qu'il est bien rare, en effet, que la lésion scléreuse du nerf auditif soit limitée à la portion extra-encéphalique et l'on conçoit que le bulbe soit presque fatalement atteint par une lésion qui frappe une portion du plancher du 4e ventricule serait-elle limitée, tout d'abord, aux barbes du *Calamus scriptorius*. En fait, la lésion des cellules nerveuses du plancher ventriculaire est assez souvent le point de départ du trouble trophique et de la névrite de la 8e paire; en même temps que la lésion s'irradie de ces noyaux, aux rameaux périphériques, elle tend aussi à gagner à travers les pyramides et les capsules, l'hémisphère du côté opposé et les noyaux corticaux correspondants.

Depuis les travaux de TURCK (de Vienne), de MEYNERT de JACKSON, de VULPIAN, de CHARCOT, on sait que, lorsqu'une lésion hémorragie, ou tumeur, siège au niveau de la partie lenticulo optique de la capsule interne, elle atteint les conducteurs auditifs ou centripètes et qu'il y a abolition de la sensibilité générale, ou spéciale de toute la moitié du corps.

Le noyau auditif lui-même, peut-être le siège exclusif de la lésion cause de la surdité ; ce centre auditif siège d'après FERRIER, LUCIANI, TAMBURINI, CHARCOT, VULPIAN, dans la région temporo-occipitale du cerveau.

La surdité par maladie cérébrale est rare chez l'homme, vu l'extrême rareté des lésions bilatérales affectant simultanément et exclusivement les deux circonvolutions temporales supérieures. Il y a, cependant, deux cas importants, où cette lésion double s'est rencontrée.

SHAW [1] a rapporté le cas d'une femme de trente-quatre ans, qui deux mois avant son admission dans l'asile, avait perdu la force dans le bras droit, et bientôt après, avait une attaque apoplectique, avec perte de langage et surdité. La perte du mouvement de la

1. SHAW. *Archives of medicine.* (février 1882).

main droite se passa vite. Elle devint excitée, incohérente, sujette aux hallucinations. A l'admission, après des expériences répétées, on la trouva sourde et aveugle. La sensibilité tactile et l'odorat, étaient intacts. Elle eut quelques attaques et en dernier lieu, succomba à une pneumonie une année après son entrée.

L'autopsie démontra une atrophie complète des plis courbes et des premières circonvolutions temporo-sphénoïdales, des deux hémisphères. La substance grise des régions atrophiées avait entièrement disparu, laissant la couche externe adhérer à la première, avec une cavité au-dessous, aux dépens de la substance grise. Les autres nerfs crâniens étaient normaux en apparence, mais les nerfs optiques avaient une augmentation du tissu conjonctif, une atrophie des fibres-nerveuses, et des espaces remplis de matière colloïde. La cécité était-elle due à la lésion des plis courbes seulement, où à la dégénérescence des nerfs optiques?

Mais l'attaque soudaine de surdité, dans ce cas, coïncidant avec des symptômes de lésion cérébrale et l'état du cerveau à l'autopsie, font penser que les destructions des premières circonvolutions temporales sont la cause de la surdité.

Un cas semblable a été publié par WERNICKE :

« Pour exclure toute possibilité de lésions « locales de l'oreille, la malade fut soumise « à l'examen du professeur LUCCE. Le résultat « de cet examen fut négatif. On trouva seu- « lement un léger catarrhe sec, et rien loca- « lement pour expliquer la surdité ». Les au- « teurs concluent : « que les nerfs auditifs se « terminent dans le lobe temporal et que la « lésion bilatérale de ces lobes produit une « surdité complète. On peut donc dire avec « une entière certitude que les lobes tempo- « raux sont les centres cérébraux de l'audi- « tion ».

Quoique les lésions ne fussent pas limitées à la première circonvolution temporale, cependant leur substance grise et leurs fibres médullaires étaient atteintes. « L'observation confirme donc, si elle ne suffit pas à elle seule à le démontrer, le siège que j'ai désigné au centre auditif dans ces lobes ». (FERRIER.)

Les affections de l'ouïe, d'origine cérébrale, avec lesquelles on avait coutume en ces dernières années de tabler, sont les formes variées de ce qu'on appelle « surdité verbale »; c'est l'état dans lequel l'idéation auditive est atteinte, plus particulièrement en ce qui concerne l'association des sons articulés, avec les actes d'articulation et la perception des choses signifiées. Celui qui est atteint de surdité verbale n'est pas privé de toute sensation auditive, car il peut entendre le tic-tac d'une montre, reconnaître et fredonner un air, mais les sons articulés, à l'exception peut-être de son nom ou d'une combinaison très simple de mots, n'ont pour lui aucune signification et il ne peut les répéter. On a trouvé associée la surdité verbale avec une lésion de la première circonvolution temporale dans l'hémisphère gauche. SEPPILI [1] a trouvé que sur dix-

1. *Revista speriment di Freniat.* Vol. X, 1884.

sept cas avec autopsie, dans tous la circonvolution temporo-sphénoïdale supérieure était atteinte, et que dans douze cas, la seconde et la troisième l'étaient également.

« Sur vingt-cinq cas de surdité verbale rassemblés par le Dr Ervens, dix ne présentaient qu'une lésion du lobe temporal. Dans sept de ces cas, la première temporale était particulièrement prise, et dans les trois autres, les limites exactes de la lésion ne furent pas établies. Dans huit cas, la lésion comprenait aussi bien le pli courbe que la circonvolution temporale supérieure et les parties avoisinantes des lobes occipitaux et pariétaux, et un cas est rapporté comme dû à une lésion du pli courbe seulement. Dans ce cas, il paraît y avoir de la cécité et de la surdité verbale. Dans tous les cas, sauf un, il y avait une lésion évidente de la temporale supérieure ». (Ferrier.)

Les conceptions précédentes sont depuis les nouveaux travaux de Pierre Marie et de ses élèves remises en questions en ce qui concerne du moins l'hypothèse d'un centre de surdité verbale. Il y aurait des faisceaux d'associations irradiant sur une zône beaucoup moins réduite et nette topographiquement. Psychologiquement aussi le déficit ne serait pas un et réduit à une catégorie aussi artificiellement restreinte que les psychologues et les cliniciens l'auraient cru. M. P. Marie met ainsi en doute la possibilité des aphasies sensorielles en particulier de la surdité verbale pure sans pour cela confondre les aphasies avec la démence.

Les cas de décharges auditives ou de sensations acoustiques avec lésions irritatives de la première circonvolution temporale, apporteraient encore une preuve pour la localisation du centre auditif dans cette circonvolution. Gowers a rapporté deux cas de cette nature. Dans l'un, une tumeur dont la plus ancienne partie était au-dessous de la circonvolution temporale supérieure, déterminait des convulsions qui débutaient par une aura auditive rapportée à l'oreille opposée. Dans l'autre, une tumeur atteignant la première temporale, produisait des convulsions unilatérales qui débutaient par la sensation subjective d'un grand bruit comme celui que ferait une machine. (Deseases of nervous system, V. II, p. 21).

HUGHES BENNETT a rapporté plusieurs cas de décharges de sensations auditives suivies d'une perte temporaire de l'ouïe, dans l'oreille opposée ou dans les deux. Ainsi, une femme sujette à des attaques épileptiques précédées par l'illusion d'un grand bruit comme celui d'une cloche dans l'oreille gauche, devenait temporairement sourde de chaque oreille après chaque attaque. Les deux oreilles étaient défectueuses, mais incontestablement la gauche davantage. On a trouvé la circonvolution supérieure atrophiée dans des cas de surdité de longue date, ou de sourds-muets congénitaux. MILLES rapporte le cas d'un homme sourd depuis 30 ans; le cerveau, autrement normal, présentait une atrophie extensive des deux circonvolutions temporales supérieures. BROADBENT décrit le cerveau d'une femme sourde-muette chez laquelle, en plus de quelques lésions du lobule supra-marginal, il y avait une atrophie des deux circonvolutions temporales, plus marquée à gauche. Les faits tirés de la pathologie humaine viennent encore à l'appui de la localisation de l'ouïe dans la circonvolution supérieure de ce lobe, tirées de la physiologie expérimentale et de l'anatomie comparée.

Les expériences de Baginski, comme les recherches microscopiques de Flechsig et Bechterew, montrent que le nerf auditif est en rapport avec le centre auditif de l'écorce, par la bandelette inférieure du côté opposé, et de là, par le tubercule postérieur des tubercules quadrijumeaux et le corps géniculé interne avec les fibres médullaires de l'écorce. Les expériences de Baginsky consistent à détruire le labyrinthe chez les lapins et à suivre le trajet de la dégénérescence. Il a trouvé une disparition marquée des fibres de la bandelette du côté opposé, et un certain degré d'atrophie dans le tubercule postérieur des tubercules quadrijumeaux et dans le corps géniculé interne. Von Monakow dit aussi qu'après l'extirpation du lobe temporal chez les lapins nouveau-nés, on trouve une atrophie dans les fibres médullaires correspondantes de la capsule interne et dans le corps géniculé interne du même côté; il confirme ainsi les idées de BAGINSKY et de FLECHSIG.

MUNCK, en détruisant directement le lobe temporal chez le chien, produit la surdité psychique.

LUYS a décrit l'atrophie de la circonvolution du coin chez des sourds-muets de naissance et chez de vieilles sourdes.

La lésion des centres ou des fibres conductrices peut être unilatérale, comme la surdité.

On doit à SEPPELLI une excellente étude sur deux cerveaux de dégénérés atteints de surdi-mutité congénitale.

L'un appartenait à une femme morte à 36 ans, l'autre à un homme de 40 ans.

Dans les deux cas il existe un arrêt de développement des lobes temporaux, au regard des autres régions cérébrales, en particulier une atrophie plus marquée sur l'un des cerveaux, dans la première temporale gauche.

SILVIO VENTURI a publié une note clinique

sur l'audition chez les dégénérés épileptiques (*Arch. de Psych.*, 1886). Il a noté chez deux d'entre eux, atteints de plagiocéphalie, un très notable abaissement de l'acuité auditive du côté opposé, et cela 30 fois sur 40 hommes, 25 fois sur 35 femmes.

Les fibres centrales des nerfs auditifs ne passent donc pas toutes, comme le voulait Meynert, à travers le cervelet, dans leur trajet vers les hémisphères cérébraux, hypothèse qui, d'ailleurs, ne concorde pas avec la destruction du cervelet lui-même.

Quelques fibres du huitième nerf passent indubitablement dans le cervelet, mais il semble que ce sont les fibres vestibulaires des canaux semi-circulaires et non les fibres cochléaires ou vrai nerf de l'audition.

∴

Les cellules fusiformes, ou ciliées, crêtes papilles macules et taches auditives de la périphérie nerveuse de la VIIIe paire émettent des prolongements centripètes qui s'enchevêtrent en plus autour des dernières divisions de l'acoustique.

En embryologie, on montre que ces éléments proviennent de l'ectoderme comme les centres nerveux.

Les rameaux nerveux issus de ces plexus forment les nerfs cochléaire et vestibulaire dont l'union constitue le tronc de la VIIIe paire flanqué de ganglions (g. de scarpa, g. geniculé) puis le nerf se dédouble en racines antérieure (motrice) et postérieure (sensible) tout comme les nerfs rachidiens.

Les rameaux émanant du nerf vestibulaire (nerfs ampullaires, utriculaires et sacculaires) vont du bulbe au cervelet après être passés par des noyaux de relais (nerfs de Deiters et Bechterew), du cervelet des fibres centrales remontent au lobe pariétale (pariétale ascendante) et aux centres des mouvements associés de l'œil et de la face. Ainsi s'expliquent les irradiadiations spasmodiques observées sur certains dégénérés de l'ouïe, (diplopies, nystagmus, strabisme, dilatation et contraction pupillaire, etc.)

Les rameaux du nerf cochléaire gagnent le noyau antérieur de la VIIIe paire et le tubercule acoustique. Delà, des fibres centrales se dirigent vers la région pariétale opposée ; la majeure partie se distribue à l'écorce temporale opposée (1re circonvolution T), le noyau cochléaire est plutôt cérébral [1]. FLECHSIG et HELD signalent la seule voie acoustique directe constatée dans un faisceau de fibres se myelinisant avant la 1re temporale elle-même ; puis se développent simultanément les centres acoustiques, les corps genouillés et la région temporale (MONAKOW). Après le développement des faisceaux et centres de la sensation organique et tactile, se développent l'odorat et la vision. (SOURY) [2]. Puis vient la maturation des nerfs de l'audition, en commençant par l'appareil du limaçon ; mais la myélinisation centrale des fibres auditives médullaires et cérébrales moyennes, précède celle du nerf optique lui-même.

D'après FLECHSIG (*Neurol. Centralbl.*, 1897, p.

1. *Etude sur le cerveau*, traduction LEVI, p. 63. Flechsig.
2. Cerveau, *Dict. Richet*, VIII.

290) l'aire du nerf acoustique comprend ; la partie postérieure de T^1 et la partie voisine de cette circonvolution qui concours à former l'operculc inférieur de la scissure de Sylvius. Lobe temporal-territoire cortical de projection des impressions auditives ; la sphère auditive cérébrale serait la projection de la surface sensible de l'organe de Corti dans l'oreille interne, (VERNICKE). Seule elle peut percevoir les sensations acoustiques.

TAMBURINI a établi le premier, que tous les centres sensitifs sont mixtes (sensitivo-moteurs) ; il y a autant de centres moteurs que d'aires sensorielles et sensitives. Il n'existe donc point de zone motrice circonscrite. L'excitation sonore éveille ainsi des actes moteurs (excitations sensorio-motrices) du côté opposé, et la destruction de la sphère sensitive auditive, entraîne l'hémianesthésie et l'hémiplégie du côté opposé.

La destruction bilatérale (morbide ou expérimentale) du gyrus transverse antérieur du lobe temporal cause la surdité complète, (FLECHSIG, *loc. cit.*, p. 69.) et l'hémianesthésie est bien plus intense à la suite de lésions destructives (hémorragie) du tiers postérieur de la capsule interne, qu'après une lésion de même nature du territoire cortical de projection du faisceau sensitif.

NOTHNAGEL et plusieurs cliniciens admettent la persistance possible des souvenirs et des images d'un sens dont les centres corticaux auraient été détruits sur les deux hémisphères. VAN GEHUCTHEN pense que finalement l'individu ainsi affecté perdrait du moins tous les signes qui traduisent ses sensations internes et la pensée; l'absence de toute excitation empêcherait le réveil, dans les neurones d'association, de ces « traces » laissées par les perceptions antérieures, conditions même de la vie intellectuelle et morale. (J. SOURY, *Dict. phys.*, p. 817.)

C'est en se fondant sur la persistance de ces « traces » que GELLÉ croit à la possibilité ; quand la perte n'est pas totale, de réveiller les fonctions psychiques et les sensations acousques.

On sait aussi que KOLLIKER, MEYNERT et

Flechsig, soutiennent, quellesque soient leurs formes, que les cellules nerveuses ont toutes essentiellement la même fonction. (Gewebelehre, 6te *Aufl.* II, 809.)

Mais le rôle physiologique des neurones est différent, et peut-être leurs formes aussi suivant les rapports qu'ils ont avec les organes périphériques en conflit avec les forces variées du monde extérieur : il y a une spécialisation acquise au moins. (Gellé).

Toutefois l'opinion de Kolliker élargit grandement l'horizon ; Flechsig et Brodman cependant en appellent à de nouvelles études des différences, suivant les régions de l'écorce, dans la structure et la forme des cellules nerveuses ; déjà, l'action élective de certains poisons pour certaines espèces de neurones (Nissl) fait entrevoir qu'il existe des éléments nerveux spéciaux pour chaque sphère sensorielle. (Flechsig, *loc. cit.*; J. Soury, *loc. cit.*).

Les centres auditifs, dit Gellé, sont reliés entre eux et aux autres foyers et organes par les *fibres d'association* centripètes et centrifuges développées après la naissance. Tous les systèmes de fibres émanées des centres sensoreils se rencontrent et se mêlent dans ces centres d'association, qui unissent les aires corticales de sensibilité.

« Leur développement graduel est en relation avec la complexité et l'étendue des adaptations fonctionnelles, nécessitées par les contacts divers et l'influence du milieu. Leur masse est en rapport avec l'énergie des fonctions d'innervation supérieure ou de l'intelligence. Le centre cortical de projection des impressions auditives est le siège des images et de la mémoire; mais c'est dans les centres d'associations, au moyen des fibres d'associations transcorticales, que l'intelligence des choses entendues a lieu ; c'est là un phénomène complexe, qui résulte de l'association des images multiples et diverses d'origines, et d'où naît la notion des objets concrets, l'association des idées, la compréhension. RUDINGER, le premier, a prouvé que ces centres se perfectionnent et s'étendent progressivement des singes à l'homme (sphère des associations d'idées) ; que le lobe pariétal est plus volumineux chez les hommes les plus intelligents.

L'intelligence des mots, des sons, des images auditives n'est pas localisée dans le « centre de projection », mais résulte des associations nombreuses établies par les fibres environnantes.

De toutes les observations faites, il résulte en premier lieu que c'est seulement *à gauche* que se manifestent régulièrement les symptômes indiquant une lésion des centres d'association bornée à un seul côté : il n'en est ainsi que pour le centre moyen et le postérieur. (Gellé, *loc. cit.*, p. 275.)

Toute lésion bilatérale, au contraire, entraîne régulièrement, sans exception, des troubles profonds de l'intellect pouvant aller jusqu'à l'imbécillité et l'incohérence. (Flechsig, *loc. cit.*, p. 87.)

« Les lésions partielles du centre postérieur abolissent, soit totalement, soit partiellement, la faculté, d'une part, de lier des idées aux signes du langage, d'autre part la faculté d'unir des mots écrits ou parlés aux idées qui leur correspondent. » (*Id.* p. 88.)

Dans les centres auditifs, il est établi qu'il y a une place à part à faire au centre acoustique de la musique. — La perte de sa fonction constitue l'amusie ; cette incapacité d'évoquer les images auditives musicales, peut exister indépendamment de l'aphasie (Ingenieros.) Inversement des aphasiques par surdité verbale sans amnésie peuvent encore parler en chantant. Des musiciens malades peuvent reconnaître un air sans pouvoir désormais l'*exprimer* musicalement. (Amnésie motrice) et inversement.

La musique selon Ribot est le plus émotionnel des arts, par sa puissance et profondeur de pénétration : « aucun ne peut traduire des nuances, si ténues de sentiment qu'elles échappent à tout autre mode d'expression. » (*Psychologie des sentiments*, p. 104). La musique crée des dispositions dépendantes de l'état organique et de l'activité nerveuse que nous traduisons par des termes vagues, joie, tristesse, tendresse, sérénité, tranquillité, inquiétude, etc... sur ce canevas l'intellect brode à sa guise suivant l'individu.

C'est aussi ce qu'exprimait TAINE lorsqu'il écrivait : La musique convient mieux que tout autre art pour exprimer les pensées flottantes, les songes sans formes, les rêves sans limites, tout ce pêle-mêle douloureux et grandiose d'un cœur troublé qui aspire à tout et ne s'attache à rien.

De là à utiliser la musique pour le traitement des nerveux et cérébraux, il n'y avait qu'un pas qu'on a franchi, mais il faut toujours se souvenir de l'opinion d'ESQUIROL qui déjà l'avait tenté.

« Je sais que quelques auteurs, les anciens surtout, ont écrit sur le pouvoir de la musique... J'ai dû essayer de la musique comme moyen de guérir les aliénés. Quelquefois elle a irrité jusqu'à provoquer la fureur ; souvent elle a paru distraire ; mais je ne peux dire qu'elle ait contribué à guérir ; elle a été avantageuse aux convalescents. C'est un soulagement, une distraction, dont l'action est temporaire, même chez ceux qui, par leur éducation musicale, semblaient devoir en retirer le plus d'avantage. » (*Maladies mentales*. ESQUIROL. T. II, p. 578. 1888).

Nous donnerons ici un exemple de confirmation clinique des données précédentes.

Dans l'observation suivante, prise dans notre service, il s'agit d'un état dégénératif acquis des zones corticales, par suite de périméningo encéphalite. L'examen de ce malade, fait dans notre laboratoire avec le concours de M. Raymond Meunier montre que la prédominance de l'altération corticocérébrale dans la zone de Wernicke et les centres d'association auditifs entraîna la surdité verbale du malade.

Observation. — Le malade L... âgé de 58 ans, maçon, est entré dans les Asiles en février 1907 et décédé le 11 décembre 1907.

Certificat du Dépôt : — Alcoolisme chronique. — Affaiblissement intellectuel. *Aphasie sensorielle*, inconscience, *hallucinations probables*. — Parésie faciale gauche, crises convulsives, synéchies et iridectomie gauche. Ne reconnaît pas ses proches; etc.

Admission : Alcoolisme chronique, hallucinations multiples, turbulence, *aphasie*, attaques épileptiformes, faiblesse musculaire. (Magnan).

A l'arrivée à Villejuif, je *constate* la démence avec aphasie motrice verbale et agraphie à la dictée, surdité verbale combinée.

Le malade ne peut reconnaître les couleurs; il nomme la clef, vue, après quelques recherches; puis il reconnaît les *clallumettes* (intoxication par le mot précédent); pour les ciseaux il ne les nomme qu'après les avoir pris en main et en avoir simulé l'usage (mémoires motrice et visuelle associées).

Il reconnaît et nomme facilement les objets par le toucher, mais souvent par périphrase et en faisant des gestes correspondants à l'usage de l'objet manié les yeux bandés (sens stéréognostic) : pour une bougie il dit « pour *allumer* » en faisant le geste de l'allumette pour l'éclairer.

Agraphie : Pour l'écriture, on observe de même un contraste entre l'écriture copiée (relativement correcte) et l'écriture dictée où foisonnent les ratures, les répétitions, les mots incomplets ou sautés; cette dernière n'a d'ailleurs qu'un rapport très lointain avec le modèle et est incohérente.

Dictu

Fitmage levoir lasser
laimer laisse
le setir le sortir
le sentire

ce qui frappe
le plus ~~nos~~ chez nous

Copie

Texte correct : Ce qui frappe le plus chez les êtres animés c'est l'instabilité.

Pour l'écriture copiée, nettement plus cohérente et fidèle par rapport au modèle, nous remarquons toujours, à des examens réitérés, que les mots les plus exactement reproduits sont ceux que le malade a réussi à bien prononcer lui-même en les lisant avant de les écrire. (Mémoire motrice verbale).

A la dictée ce phénomène s'observe parfois ; s'il vous *voit* parler et peut reproduire les mouvements des lèvres qu'il a pu ainsi saisir, il transcrit quelques mots justes. D'autres fois lorsqu'on lui dicte et qu'il a pu ainsi par la vue des lèvres parvenir à écrire quelques mots, il recopie ensuite indéfiniment les premiers mots tracés au sens d'un autre graphisme antérieurement recueilli et resté à la portée de sa vue. Néanmoins ces écrits sous dictée restent une salade de mots de syllabes n'ayant entre eux que de vagues et lointaines ressemblances surtout à l'œil.

Texte correct : Les statistiques semblent indiquer que la passion ethylique est plus fréquente depuis quelques années.

Dictu

Cassé comme
j'ai du bon tabac dans
ma ~~taan~~ tabatière d'écrivez
quelque je ne vois plus vea
comme on me le ~~été~~ dite.

Les stastique semblent
indiquer que la passion
est plus fréquente
depuis quelque années
l'éthologie est plus
fréquente depuis quelq
années

Copie

Toutefois lorsque la mémoire musicale peut-être mise à profit, la dictée se rectifie; par exemple au cours d'une séance de dictée difficile, nous intercalons en modulant : J'ai du bon tabac dans ma tabatière, phrase qui est seule bien saisie et reproduite très correctement.

Tact : impossible de discerner sur les deux bras les *deux* pointes d'un compas. Il ne sent jamais qu'une seule piqûre, plus intense seulement, lorsqu'on appuie des deux pointes à la fois, même avec un écartement de 13 centimètres ; il semble peu sensible à la douleur (retard). Le diapason *vertex* est bien perçu mais la sensibilité auditive semble presque nulle du côté gauche. Perçoit cependant les sons par voie osseus de ce côté.

L... dit son nom et son pays, mais ne sait pas son âge et ne discerne pas le temps ni le lieu,

Il reconnait les objets courants à la vue et au toucher.

Il distingue le chaud du froid.

Ne reconnait pas le tic-tac de la montre appliquée sur l'oreille gauche mais le reconnaît à droite. Cependant on lui bouche l'oreille droite et il perçoit les bruits par le côté gauche.

Sensibilité gustative et surtout olfactive très obtuses.

Ne peut nommer les lettres et les chiffres, cependant lorsqu'on insiste pour le chiffre 7 (sept), en le lui nommant en même temps qu'on le lui montre, il finit par dire « oui, c'est une ville » (Cette) ?

PARAPHASIE : Dit la *moire* pour la mémoire.

Reconnait le rose mais le nomme par périphrases et dit un peu rouge : Pour dire jaune (colle jaune dans un flacon) dit c'est un peu vert.

Blanc : il dit « c'est un blanc foncé, » puis après se décide pour *brun*, en voyant articuler le mot, il rectifie :

Pour *noir* il dit *foncé*, (noir si vous voulez).

Yeux ouverts. — Demande de nommer les objets montrés par signes : Réponses articulées

ciseaux	ciseaux
canif	canif
crayon	crayon,

flacon	petite bouteille
un encrier	un encre
soulier	soulier
manche de ma blouse	votre pantalon
chaise	chaise
un dé	ciseaux
un tiroir	tiroir

Reconnaît très bien les formes du carré, du triangle, du losange et du rond, en lui remettant des bouts de papier découpés dont il doit désigner les semblables.

Etat physique — Dynamomètre — D. 37, G. 35.

Poids : 65 kilogr. ; taille : 1m 69 ; circonférence thoracique : 85 c. ; température : 37 ; pouls : 72; respiration : 18.

Dort mal, circonférence crâniale : 54. ; angle facial : 64.

Diamètre transversal : 15-5. Auteropost 18-8. Courbes transversal : 27-5. Auteropost 30-5.

Pas d'affection viscérale appréciable autre que l'affection organique cérébrale. En présence de l'aphasie motrice spontanée et de l'agraphie à la dèche, persistant depuis plusieurs mois, j'avais cru pouvoir diagnostiquer une démence organique avec aphasie et agraphie, prédominance d'incompréhension auditive et de difficulté d'expression verbale et écrite à l'occasion surtout des excitations auditives (certificat du 21 février.)

Le malade est décédé après une période de cachexie progressive dans la parésie générale de toute la musculature et après une série de crises épileptiformes.

Il avait eu d'ailleurs, nous l'avons su depuis des ictus épileptiformes fugaces à plusieurs reprises avant l'entrée à l'asile; en 1906 il avait même été quelques heures à Lariboisière pour ses premiers ictus qui déjà n'avaient eu d'autres suites que la suspension de la parole pendant 8 jours.

Le malade aurait eu la syphilis, il y a dix ans (?), dit-il, buvait de l'absinthe.

Dans sa dernière série d'ictus, il présentait une prédominance de secousses et contractures dans tout le côté droit; peu avant, il était devenu totalement agnosique, cherchant à uriner dans ses chaussures, prenant une pièce de vêture pour l'autre, ne paraissant plus reconnaître les aliments en tant que tels, et ne discernant plus du tout ses proches (demandait des nouvelles de sa femme à elle-même.)

Autopsie faite le 11 décembre 1907, à 6 h. 20 du soir, par M. Bourilhet, interne du service :

Poumons : Congestion des bases : quelques tubercules crétacées au sommet.

Cœur : dilaté, dilatation considérable de la crosse athérome marqué avec granulations fébrimeuses adhérentes.

Rien de particulier à signaler du côté des autres viscères, si ce n'est un foie volumineux et des reins congestionnés.

Cerveau : Poids : H. D. 615 gr. ; H. G. 560 gr. ; bulbe et cervelet 175 gr. ; à la coupe rien à signaler, si ce n'est l'exagération des ventricules plus marqués à gauche hémisphère correspondant plus atrophié.

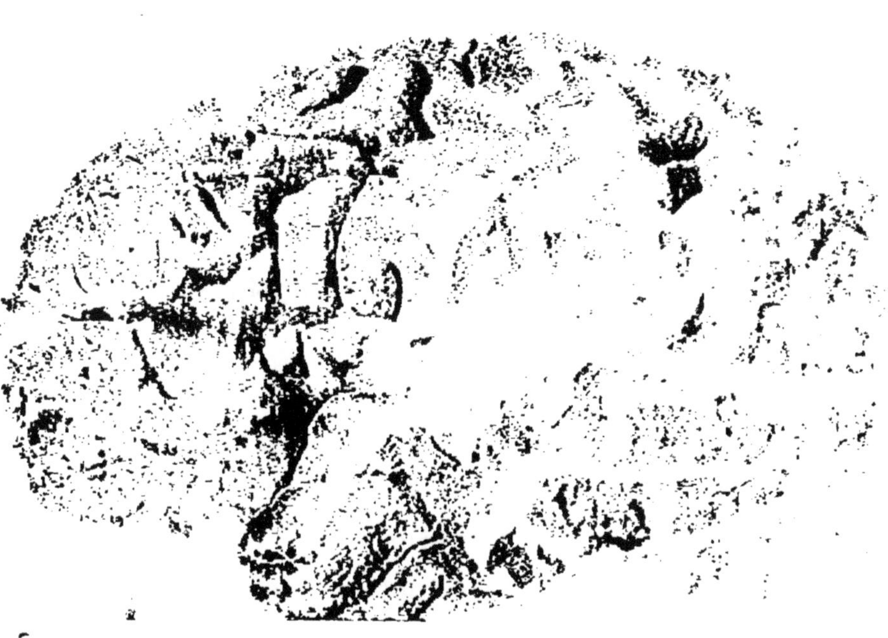

Les lobes temporaux des deux côtés sont le siège d'adhérence plus particulièrement accentués des méninges. Les circonvolutions à ce niveau sont petites et comme flétries, à la première elles semblent affaissées et à la coupe on remarque la dissociation entre la substance blanche et l'écorce grise superficielle. (Lesion de Baillarger).

CHAPITRE V

Arrêts de développement auditif physiques et psychiques

Chez l'homme, et il en est ainsi chez tous les mammifères, l'organe de l'audition se compose de deux parties distinctes :

L'une, destinée à la réception des ondes sonores, ou oreille interne, l'autre, destinée à la transmission, ou oreille externe.

La première se développe avant la seconde et en est, d'abord, absolument indépendante ; celle-ci lui est, pour ainsi dire, surajoutée.

Le développement de l'oreille étant généralement mal connu, mérite qu'on s'y arrête.

L'appareil de transmission ou de perfectionnement, qui comprend l'oreille moyenne et l'oreille externe, n'est qu'une transformation de la première fente pharyngienne.

Celle-ci est comprise entre le bourgeon maxillaire inférieur et le deuxième arc pharyngien. Les deux bords de cette fente se réunissent pour constituer, d'abord, une gouttière ouverte en dehors, puis, les lèvres de cette gouttière s'accolent à leur tour et forment un canal qui s'ouvre en dedans, dans le pharynx et en dehors, à la partie latérale du crâne. La partie moyenne de ce canal est située au-dessous et en avant de l'oreille interne, déjà formée en partie à cette époque. Bientôt, on y voit se développer une sorte d'anneau membraneux, qui naît de la surface interne du conduit, comme l'iris vient de la périphérie de la choroïde. Peu à peu l'anneau grandit et il finit par se fermer à son centre, de manière à former un véritable diaphragme membraneux, qui divise le tube auditif en deux parties : c'est la membrane du tympan. Parfois, l'anneau n'est pas complet : il manque en haut et en avant, et plus tard on trouve une sorte de fente ou de canal à l'extrémité antérieure et supérieure du tympan. C'est un arrêt de développement analogue au coloboma de l'iris.

La partie du *canal primitif auditif* qui reste en dedans de la membrane du tympan, est l'origine de la caisse et de la trompe d'Eustache. La partie qui est en dehors formera, en se développant, le conduit auditif externe et le pavillon. Mais il faut remarquer que chez l'embryon, le canal auditif est très court en dedans et en dehors, de sorte que la membrane du tympan, très voisine de la cavité pharyngienne, affleure, pour ainsi dire, la surface du crâne.

La trompe d'Eustache, pendant la vie fœtale, est très courte et presque horizontale : son orifice tympanique est beaucoup plus large que son orifice pharyngien, de manière qu'elle présente la forme d'un entonnoir évasé en de dans. Le développement de la base du crâne change cette disposition et en rétrécit considérablement la partie interne. Son cartilage paraît au quatrième mois et vient encore modifier considérablement les parties : il allonge la trompe et la fait proéminer dans le pharynx.

Puisque, chez le fœtus, la trompe, la caisse et la cavité pharyngienne font partie d'un même ensemble, il n'est donc pas étonnant de voir, chez l'enfant et chez l'adulte, les inflammations du pharynx se propager à la trompe et à la caisse.

La caisse du tympan n'est qu'une dilatation du canal auditif primitif, situé derrière la membrane du tympan; elle n'acquiert complètement sa forme que par le développement du rocher et le rétrécissement progressif de la portion tympanique de la trompe d'Eustache ; aussi est-elle plus grande chez le fœtus que chez l'adulte. Chez le fœtus, la trompe d'Eustache et la caisse sont remplies d'un liquide gélatineux qui peut, en s'enflammant, engendrer les otites des nouveaux-nés, bien étudiées par MM. Barèty et Renaut, dans le service de Parot.

La portion externe du *canal auditif* de l'embryon forme, en se développant, le conduit auditif externe et le pavillon.

« L'étude du développement de l'oreille est surtout intéressante en ce qu'elle nous permet de comprendre certaines anomalies congénitales. Ainsi, on observe parfois une sténose complète du conduit auditif externe. Cette anomalie tient à ce que la partie externe de la première fente pharyngienne, au lieu de se former en gouttière, de manière à former un canal, s'est soudée complètement. Dans certains cas, le canal auditif externe est simplement masqué par un operculé cutané qui recouvre son orifice : c'est que la soudure de la fente pharyngienne n'a eu lieu que dans sa partie externe ». (TILLAUX, Anatomie topographique, 1890, p. 149-150.)

L'Embryologie montre donc que la caisse n'est qu'un *diverticulum* du pharynx et la Physiologie montre, d'autre part, que l'aération de l'oreille moyenne dépend des phénomènes de la respiration. De là, une double relation entre l'état de l'oreille à la naissance et celui de l'appareil respiratoire et digestif à cette époque (WREDEN, DE TROELSCH, GELLÉ, etc.).

Le développement de l'organe de l'ouïe n'est parfait que vers la cinquième ou la sixième année.

En effet, le développement du temporal, du rocher, des cellules mastoïdiennes et du conduit auditif osseux, n'est achevé qu'à cette époque.

L'oreille, incluse dans une grande cellule de cet os, subit les dures conséquences de ce rapport anatomique,

Le temporal est, de tous les os du crâne, celui qui suppure le plus, et de tous les os, le rocher est celui qui est le plus sujet à la carie, à la nécrose, et cela, le plus souvent dans le jeune âge. Il est donc un danger d'infection pour le sens auditif en même temps que pour les organes encéphaliques.

Ostéites, ostéo-périostites, caries, nécroses périauriculaires, écoulent leurs produits pathologiques par la caisse et par le canal auditif externe qui draine le temporal.

La prédisposition à l'inflammation et aux altérations de nutrition, naît du développement de cet os et de la formation du tissu compact du rocher, si comparable à l'os éburné par l'ostéité condensante.

Voilà donc une nouvelle cause de surdité périphérique, également *liée à l'évolution même de l'organe, pendant les cinq ou six premières années de la vie.*

Combien faut-il de temps pour que la lésion auriculaire, qui amène la raideur de l'appareil et l'immobilisation de l'étrier, *cause l'atrophie du nerf acoustique ?*

Chez un chien d'un an, qui aboyait fort et haut, sourd à ne pas entendre un coup de revolver, l'atrophie des troncs et rameaux nerveux était évidente.

Chez un cobaye, assourdi à la suite du broiement du limaçon, l'atrophie était évidente dans le nerf acoustique lorsqu'il mourut, au bout de six mois, d'un abcès consécutif à l'état traumatique.

L'oreille interne est formée par l'invagination de la peau qui correspond à la partie postérieure de la seconde branchie de l'embryon, tandis que l'oreille externe et l'oreille moyenne proviennent de la fermeture incomplète de la première fente pharyngienne.

Certains auteurs admettent que l'oreille interne naît de la troisième vésicule cérébrale ; certains dessins, dans Longet, la montrent en connexion avec cette vésicule.

Bischoff émet, au contraire, l'opinion que,

dans l'origine, l'oreille interne n'a aucune connexion avec l'encéphale.

D'après REMAK et KOLLIKER, l'oreille interne n'est, au début, comme le cristallin, qu'une invagination du feuillet cutané de la face.

D'après ce dernier auteur, le nerf auditif se formerait comme les autres nerfs rachidiens, indépendamment du cerveau et de l'oreille interne.

Plus tard il s'unirait, en arrière, à la troisième vésicule céphalique, puis, en avant, il se mettrait en rapport avec l'oreille interne.

Ce développement indépendant permettrait d'expliquer l'absence complète du nerf auditif, observée par NUHN chez un sourd-muet de naissance, dont toutes les parties de l'oreille interne, moyenne et externe étaient bien développées.

Chez une autre sourde-muette de 28 ans, sans lésion de l'oreille moyenne, toutes les fibres nerveuses étaient seules altérées (LUYS, GELLÉ, BOUCHERON).

« Un jeune homme de 24 à 25 ans, sourd et « muet de naissance, dit cette histoire, com-

« mença tout d'un coup à parler, au grand
« étonnement de la ville de Chartres, où cet
« événement singulier arriva. On sut de lui
« que quatre ou cinq mois auparavant il avait
« entendu le son des cloches et avait été ex-
« trêmement surpris de cette sensation nou-
« velle et inconnue : ensuite, il lui était sorti
« une espèce d'eau de l'oreille gauche, et il
« avait entendu parfaitement des deux oreil-
« les. Il fut ces trois ou quatre mois sans rien
« dire, s'accoutumant à répéter tout bas les
« paroles qu'il entendait, et s'affermissant dans
« la prononciation et dans les idées attachées
« aux mots.

« Enfin, il se crut en état de rompre le si-
« lence, et il déclara qu'il parlait, quoique ce
« ne fût encore qu'imparfaitement. Aussi les
« théologiens habiles l'interrogèrent-ils sur
« son état passé, et leurs principales ques-
« tions roulèrent sur Dieu, sur l'âme, sur la
« bonté ou sur la malice des actions. Il ne
« parut pas avoir porté ses pensées jusque là,
« quoiqu'il fût né de parents catholiques, qu'il
« assistât à la messe, qu'il fût instruit à faire

« le signe de la croix et à se mettre à genoux, « dans la contenance d'un homme qui prie; « il n'avait jamais joint à cela aucune intention, tant il est vrai que le plus grand « fond des idées des hommes est dans leur « commerce réciproque » (*Académie des Sciences*, 1603).

Sans insister sur la valeur clinique de cette observation curieuse au point de vue historique, nous rappellerons qu'elle est intéressante à notre point de vue, en ce qu'elle est le pendant, pour l'audition, de l'aveugle de CHESELDEN en ce qui concerne la vision.

Les faits précédents démontrent, sans qu'il y ait lieu d'insister, l'importance d'un diagnostic précis en ce qui concerne la cause exacte de la surdi-mutité et sa nature périphérique ou centrale.

La lésion périphérique, non traitée ni compensée par une éducation appropriée, entraîne l'arrêt de développement secondaire des centres inutilisés.

On doit donc soigneusement chercher à apprécier l'intégrité relative des centres nerveux et l'opportunité d'uneéducation spéciale.

Au premier rang des méthodes à préconiser, se place l'enseignement méthodique de la parole articulée, comprise par la vue des lèvres et des mouvements nécessaires pour l'émission des paroles ordinaires; il réalise un plus grand rapprochement du muet aux parlants et multiplie, par cela même, les échanges d'idées, les associations et les acquisitions du premier.

L'enseignement, par cette méthode, aux imbéciles atteints de surdi-mutité et perfectibles, ne saurait trop être préconisé[1]; il a, sur la dactylologie ancienne, le précieux avantage d'être plus simple, puisqu'il n'implique pas l'enseignement forcé et parallèle de l'écriture.

Comme le disait déjà l'abbé DE L'ÉPÉE : L'unique moyen de rendre totalement ces déshérités à la société, est de leur apprendre à *en-*

1. Une circulaire récente propose l'utilisation par l'État de l'École des sourds-muets du Pont de Beauvoisin et réserve quelques place aux sourds-muets des asiles en vue de leur enseigner la parole vocale.

tendre des yeux et à s'exprimer de vive voix.

On ne doit cependant pas repousser radicalement la mimique simple et l'enseignement des gestes expressifs naturels (qu'il ne faut pas confondre avec la dactylologie conventionnelle).

Certains idiots, pourvus d'organes phonateurs difformes, pourront apprendre à exprimer quelques idées rudimentaires par le deuxième procédé.

Sans remonter à l'exemple classique des philosophes, à l'observation de Laura Bridgman, nous nous contenterons de citer, parmi les faits les plus rapprochés de nous, cet idiot, présenté par KUSSMAUL au Congrès des Aliénistes Allemands de 1886.

Cet enfant arriéré, aveugle et sourd-muet, fut éduqué par le toucher, combiné à l'emploi des appareils buccaux de l'invention de son maître, M. HIRZEL, de l'asile de Lausanne.

L'enfant parvint ainsi à acquérir un langage phonétique articulé compréhensible, et put apprendre le métier de tourneur sur bois!

En France, les résultats obtenus à Bicêtre

sur les idiots simples, dont un certain nombre sont atteints de surdimutité, sont bien faits pour encourager dans cette voie thérapeutique.

Combien plus encore obtiendrait-on avec le contingent des sourds-muets, noyés parmi les aliénés, comme débiles ou imbéciles, et à qui il n'a manqué qu'un milieu propice à l'éducation de la portion saine et perfectible de leur cerveau. Malheureusement, à ce point de vue, dans les asiles, on a fait peu depuis les beaux travaux de Seguin. On peut même dire que la question est demeurée au point où il l'avait amenée ; aussi ne peut-on que rappeler les pages principales qu'il consacre au traitement de l'idiotie, en ce qui a trait à l'audition, avec espoir que le mouvement récent né à l'alliance d'hygiène sociale dans la section de Bordeaux amène une recrudescence de la lutte médico-pédagogique sur ce terrain particulier.

Nous terminerons par cette citation, après avoir dit quelques mots, au point de vue médico-légal, et social relativement au sourd-muet en général.

A. TARDIEU[1] déclare que l'expert pourra admettre l'irresponsabilité du sourd-muet complètement privé d'éducation et de culture.

LAUREIT DE LA CHARRIÈRE paraît tendre à accorder l'irresponsabilité au sourd-muet de naissance.

Il y a un besoin évident de protection pour le sourd-muet. Il ne peut en être privé à sa sortie de l'institution, soit pour l'apprentissage, soit pour trouver des places ou des emplois. Aussi, HUGENTOBLER au Congrès de Milan (1880) a-t-il parlé de la nécessité du patronage du sourd-muet à sa sortie de l'École. L'apprentissage des métiers existe déjà à Paris, à Saint-Étienne et à Lyon.

Peut-être, y aurait-il avantage à créer des ateliers et asiles spéciaux d'apprentissage même pour adultes.

L'âge le plus favorable pour l'admission à l'école, est celui de 8 à 10 ans. La durée des études doit être de 7 à 8 ans, de 7 ans, au

1. A. TARDIEU. *Étude Médico-légale sur la Folie*, p. 132, 2e édition, Paris, 1880.

moins; chaque professeur ne peut efficacement enseigner la parole à plus de 10 élèves.

On prévoit que les exigences d'un semblable enseignement demandent un notable accroissement de dépenses dans les institutions spéciales. Comme le nombre des sourds-muets est supérieur à celui des internes reçus dans les maisons d'éducation, il y a urgence de former de nouveaux maîtres et de faciliter la création d'internats, et *même de placements familiaux d'apprentissage d'élèves chez des particuliers, comme cela se fait en Allemagne, dans les Pays-Bas, dans la Lombardie.* GELLÉ (*Maladies de l'Oreille.*) P. 630, 636.

En France dès longtemps le pouvoir public a affirmé la nécessité reconnue de constituer une organisation uniforme générale pour l'instruction des sourds-muets, (distribution des prix aux sourds-muets, Paris, 1882, discours du Ministre de l'intérieur).

Depuis, la réforme n'a pas été réalisée, et il est permis d'espérer que le projet de refonte de la loi de 1838, en même temps qu'il étend la sollicitude de l'administration aux débiles simples et aux épileptiques, prévoie dans son règlement d'administration l'enseignement pédagogique des débiles sourds-muets comme on en rencontre tant dans nos asiles.

Condamnés à l'infortune et à la misère psychique ils sont trop souvent classés comme idiots, alors qu'ils seraient susceptibles d'une utilisation très appréciable et d'un développement inattendu.

Au lieu d'être confondus avec les aliénés ordinaires ou les idiots, et abandonnés à leur malheureuse infirmité, ils devraient être l'objet d'une médication pédagogique spéciale.

Des faits récents montrent qu'il y a là une lacune a combler; les tribulations de cette sourde-muette égarée à l'asile de Saint-Yon le montrent, reconnue non idiote par M. le Dr Giraud, elle dut sortir de l'asile conformément à la loi de 1838. (Or la Seine-Inférieure ne possède pas d'établissement public pour sourds-muets).

On pourrait ici paraphraser le mot de Brillat-Savarin.

« Dis-moi comment tu sens
Je te dirai comment tu penses. »

Si l'on fait la synthèse en quelque sorte des acquisitions de chaque ordre de sensibilité en particulier, on constate que les notions correspondant à un objet donné forment nos complexus d'attributs distinctifs qui le catégorisent et le caractérisent au point de vue particulier de chacun de nos sens. C'est ainsi que le contact d'un aliment, sa saveur, l'odeur qu'il répand, sa couleur, le bruit que fait l'assiette qui le contient sont autant d'attributs qui déterminent d'une façon positive sa nature. Elles le distinguent de tout autre, en amalgamant cette série d'images reliées entre elles comme les perles d'un collier à l'aide de telle idée concrète homogène.

L'enfant ordinairement voit un objet; aussitôt il cherche à s'en approcher pour le toucher et le regarder sur toutes ses faces, il le porte à sa bouche, le goûte en quelque sorte, le brise même pour pousser l'analyse instructive plus loin; si on lui montre que par quelque artifice il est possible d'en tirer un son, l'enfant se met bien vite à imiter ce qu'il vous voit faire et ne se lasse pas d'entendre le bruit discordant produit : témoin le hochet à grelot ou à sifflet. Il en est de même des autres attributs possibles de l'objet au point de vue de l'odorat et du goût par exemple si l'odeur et le goût lui plaisent.

Cette opération ou plutôt cette série d'opérations n'a qu'un but, fixer dans le petit cerveau curieux une série d'impressions et d'idées. Il en résulte une abstraction ou synthèse d'images fixées désormais dans la corticalité. Quand l'enfant revoit ensuite l'objet, cette seule impression évoquera les images concomittentes associées précédemment et il pensera au bruit, au goût, au contact, à l'odeur de l'objet. Mais l'idiot non spontané passif et apathique ne coordonne les images successives correspondantes à un même objet qu'autant qu'on réitère à ses sens les expériences de ce genre, jusqu'à ce que cette succession éveille la conception du rapport dans le temps et l'espace entre les impressions variées produites par un même objet.

Cette conception obtenue l'idiot est mûr pour l'attention (ad tendere) avec laquelle commence la spontanéité qu'il s'agissait de faire naître et dont l'absence ou l'insuffisance distinguent l'idiot ou l'arriéré du normal.

On peut à l'occasion de chaque sensibilité particulière distinguer les organes de motilité spéciaux qui lui sont annexés, (muscles de l'œil et de l'oreille, internes et externes par exemple); une première manifestation de l'attention consiste dans la synergie des mouvements, s'orientant dans le but de diriger l'organe dans le sens le plus favorable à l'impression à recevoir d'un objet.

Ex. : L'idiot à qui l'on montre un objet et qui commence par le regarder sinon à le voir, finit par suivre l'objet de l'œil lorsqu'on le déplace ; c'est là un vrai mouvement d'attention ; pour peu qu'on choisisse un objet répondant à la satisfaction prochaine d'un besoin qu'on a réussi à lui créer, la faim, par exemple, le mouvement s'accentuera conformément à la loi de généralisation des réflexes ; si l'idiot est tiqueur, il atténue ses mouvements incoordonnés, premier phénomène d'arrêt ; s'il est tranquille il tendra la main, ouvrira la bouche, criera, manifestera enfin d'une façon *active* un désir. Avec ce seul levier, le développement est possible et la lumière a pu jaillir, d'ou naitra une flamme d'intelligence.

La synthèse des idées est née des images multiples d'où va naître à son tour la synthèse des mouvements de coordination vers un but déterminé donné. Les impressions réitérées ont enfin laissé trace dans le cerveau invalide sous forme d'expérience acquise de la valeur d'une impression donnée comme élément de perception d'un objet déjà connu. Une image perçue en appellera d'autres enregistrées antérieurement et évoquées en même temps par associations. Non seulement, dès lors, le cerveau sait mais encore il perçoit et interprète sa perception. La première interprétation comporte un contrôle, l'impression première en appelle d'autres corroborant la perception qui en résulte; l'objet déjà vu et reconnu est regardé de plus près, l'enfant le rapprochera de lui (préhension) en se rapprochant lui-même (marche) et chez l'idiot ces mouvements de contrôle doivent être provoqués tout d'abord ; ils commencent ainsi à être passifs avant de devenir actifs ; le sens musculaire doit lui-même être éduqué, éveillé, entraîné comme les autres par la force de l'habitude et de la répétition méthodique, avant d'obtenir la coordination automatique sur laquelle pourra finalement se greffer la coordination motrice volontaire. Dans cette éducation du sens musculaire il est une progression logique qu'on doit absolument observer, d'abord du simple au composé on commencera par la présentation d'objets simples que l'on place dans la main de l'idiot, le choix de la main ne sera pas indifférent étant donné les aptitudes individuelles différentes selon le côté du corps — on se rappellera le grand nombre des idiots et imbéciles gauchers. L'objet mis en main et en vue de l'enfant on lui en fera constater en quelque sorte les saillies et contours, et soutenir le poids en même temps que par la pression des doigts on lui en fait éprouver la consistance. Peu à peu cette gymnastique manuelle de passive deviendra active; l'idiot ayant senti ses muscles commence à les mouvoir lui-même; le massage musculaire et articulaire suscitera de vraies contractions par imitation. La clef de voûte du traitement devient l'obtention d'une opposition du pouce suffisamment précise pour donner à la main son caractère définitif de pince de préhension. Des moyens mécaniques divers sont employés dans ce but telles que les échelles de Préclin, les barres à ressort, les bâtonnets, les boules, les planchettes. Doté de cet instrument actif l'idiot a vite fait de s'en servir comme l'enfant pour soumettre les objets à ses autres sens, odorat, goût, ouïe, vue. Les fonctions de relations actives commencent, s'il ne peut attirer les objets à lui avec sa main, il s'y accrochera pour s'en rapprocher : c'est la progression en masse de l'organisme vers le but, forme première de la marche. Le dégénéré inférieur est en passe d'évoluer vers un stade supérieur qui le rapprochera graduellement du normal si des soins médico-pédagogiques appropriés secondent sa misère avec assez de temps, de fréquence et de persévérance patiente.

Du point de vue expérimental, rappelons quelques chiffres. Rappelons que le temps de réaction simple à des excitations auditives est de 106 à 159 millièmes de seconde pour BEAUNIS; de 167 pour WUNDT; de 151 pour HIRCH; de 122 pour AUERBACH; de 180 pour DONDERS; de 125 pour BUCCOLA; de 136 pour EXNER; etc. etc. Soit en large moyenne de 0,15 centième de seconde. Or, l'examen expérimental, tel qu'il se pratique à notre laboratoire, montre d'une façon presque constante, l'allongement de ce temps de réaction simple, dans la plupart de ces cas de dégénérescence auditive dont nous nous occupons.

Nous terminerons par un résumé de quelques nécropsies intéressantes à notre point de vue.

Cas de Moss [1].

Petite fille morte au onzième jour avec convulsion et cyanose. Autopsie congestion et œdème du cer-

1. *Revue Hayem*, Tome XVIII, 1881, page 682. *Pathologisch-anatomischer Befund in einem Falle von Missbildung des rechten Ohren.* (Anatomie pathologique d'un cas de malformation de l'oreille droite), par S. MOOS et H. STEINBRUGGE (Leitschr, fur Ohren, x. p. 15).

veau. On ne distinguait que le lobule de l'oreille et la moitié supérieure du pavillon était rabattue sur la moitié inférieure de façon que de loin l'ensemble ressemblait assez à une excroissance en chou-fleur. Développé, le pavillon n'avait que la moitié de la longueur de l'autre, et il occupait un point situé en avant et en bas sur la branche montante du maxillaire inférieur dont la moitié droite était dans son ensemble moins développé que la gauche, la symphise étant déplacée vers la droite d'un bon centimètre. Le conduit auditif, l'apophyse styloïde et le cartilage de la trompe manquaient. Le canal de Fallope était fermé ainsi que le trou mastoïdien et le conduit auditif osseux sauf un petit espace triangulaire. Cet espace était séparé par une travée osseuse de deux millimètres de large de la caisse du tympan également triangulaire à base postéro-supérieure à sommet antéro-inférieur. Les deux fenêtres étaient très rétrécies, mais non fermées. La trompe osseuse oblitérée était remplacée par une petite fossette. Pas de membrane, d'anneau tympanique, d'osselets; absence du muscle du marteau et du plexus nerveux tympanique. Labyrinthe et conduit auditif normaux sauf l'absence de communication entre le vestibule et le limaçon. La perturbation avait eu lieu au niveau de la première fente viscérale et consistait en un processus irritatif qui avait entraîné une néoplasie osseuse prématurée car toutes les parties absentes étaient remplacées par une masse osseuse, ainsi que la plupart des espaces aériens.

Dysacousie et spécificité héréditaire par Ch. J. Kipp [1].

Petite fille de 4 ans atteinte de Kératite parenchymateuse et d'iritis bilatérale. Syphilis secondaire chez la mère. L'enfant a un nez très aplati et des dents très irrégulières mal faites. Elle était en traitement depuis deux ans et demi pour ses yeux quand elle éprouva tout d'un coup des douleurs occipitales et du vertige. Trois jours plus tard diminution très rapide de l'ouïe, puis un écoulement séreux par l'oreille droite qui s'arrêta en 8 jours. Le diapason est entendu par les os également des deux côtés, à droite = 0 à gauche au contact : Membrane tympanique droite affaissée; mobile au spéculum de Siegle; violents vertiges pendant cette manœuvre. Trompes perméables. Membrane tympanique gauche opaque, déprimée, mobile. Catarrhe naso-pharyngien. Traitement : douche Politzer, badigeonnage du pharynx au nitrate d'argent, KI : — Pas d'amélioration. L'auteur ne nous dit pas si la montre était entendue par les os du crâne.

Les symptômes commun ont été avec la Kératite parenchymateuse, la surdité brusque, le vertige, les bruits, les troubles de l'équilibre, tandis que la membrane tympanique ne présentait que de faibles

1. *Transactions of the American otological Society* : 13e meeting II, 4, Boston. 1880).

altérations; — il existait du catarrhe naso-pharyngien.

Mac Bride [1].

L'auteur admet que dans un certain nombre de surdités, il existe un simple trouble fonctionnel du nerf auditif, mais que nous ne pouvons pas encore en fixer la nature. Ces troubles surviennent principalement lorsque le système nerveux général n'est pas dans son état normal. Cette idée est intéressante à enregistrer au moment où toute affection inconnue de l'oreille est encore rangée trop volontiers dans la catégorie des « catarrhes » ou des « scléroses ».

Reinhard [2].

Fillette de quatre ans : à la suite d'une rougeole hémiplégie et surdité droites, aphasie, accès épileptiques et affaiblissement intellectuel.

A l'autopsie atrophie des lobes temporal et occipital de l'insula et de la circonvolution de l'hippocampe gauches; atrophie de la moitié droite du cervelet.

1. Tome XX, 1882, page 714. *Nervous deafness.* (Surdité nerveuse) (The Lancet 1881.)

2. Tome XXII, 1883, p. 649. *Idiotingehirn.* (Berlin. Klin. wach. n° 50, p. 767, 11 décembre 1882.)

Trukenbrod [1].

Le cas peut se résumer ainsi :

Etat rudimentaire du pavillon. — Le conduit auditif est représenté par une fente verticale, haute de 2 centimètres 5 et large de 1 centimètre 5, avec un petit diverticulum en arrière, formé par une masse cartilagineuse fixée par des faisseaux conjonctifs à l'oreille du temporal ou l'on vient butter.

En poursuivant l'examen du côté de la trompe d'Eustache, on constate qu'elle présente un calibre régulier et très large, 4 milimètres de haut à son embouchure dans la caisse qui forme, pour ainsi dire, le renflement terminal de la trompe.

Les deux muscles et les osselets sont normaux, sauf le marteau dont il n'existe que la tête soudée à l'enclume, mais au lieu de membrane tympanique, on trouve l'os étrier immobilisé dans la fenêtre ovale par des tractus conjonctifs. — Les branches sont reliées par une mince lame osseuse. — Oreille interne normale. — Le sujet n'a jamais entendu de cette oreille.

Femme de 85, ans complètement sourde depuis 25 ans, à la suite d'une variole : succombe à une pneumonie.

Le lobe occipital gauche est extrêmement atrophié. — La scissure perpendiculaire est transformée

1. (Voir *Revue d'Hayem*. Tome XXVIII, 1886, page 312.)

en une gouttière profonde. — Le sillon qui sépare le pli courbe de la circonvolution centrale postérieure est aussi élargi. — La 3e circonvolution frontale est atrophiée et sur le lobe occipital droit, la substance corticale a aussi disparu et les sillons sont élargis. — Il ne reste que quelques filets du tronc des deux nerfs auditifs.

Dans les Annales des maladies de l'oreille, pour 1876, l'auteur avait déjà publié un cas dans lequel, chez un sourd-muet, de 7[illegible] ans, on avait trouvé une atrophie des lobes occipitaux [1].

R. C.

1. (Surdité ancienne avec Atrophie des lobes occipitaux. *Gaz. medical.* n° 29, 1880.)

CONCLUSIONS

On peut avec Gellé résumer comme suit les connexions physiologique des organes de l'audition, périphériques et centraux.

L'audition peut-être le point de départ de réflexes d'adaptation, de défense uni et binauriculaires, et aussi des réflexes combinés avec les autres organes des sens (orientation); d'excitations motrices volontaires (attention), ou inhibitoires (résolution); les images-acoustiques peuvent être simples ou associées, conventionnelles (musique, paroles) ou évocatrices d'images visuelles associés, (audition colorée); il peut y avoir rappel d'images auditives, représentations mnémoniques ou leur perte (amnésie, amusie); on peut observer l'excitation auditive, les algies ou dysesthésies auditives diverses (douleurs), les hallucinations l'objectivation de l'audition intérieure, où son obnubilation (incapacités, trouble mental); l'ouie peut-être le point de départ d'excitations motrices, d'adaptation à la reproduction du son (éducation, langage extérieur, écriture, ou perte de cette faculté, amnésie, aphasie); les troubles vaso-moteurs locaux et généraux, tels que la pâleur, la rougeur, le frisson, la salivation, les sueurs, peuvent s'associer avec les troubles de la sphère acoustique; les fonctions du cœur (palpitations, syncope); et des poumons (arrêt de respiration, angoisse,) comme de l'équilibration (rotation, chute à terre sans perte de connaissance) sont aussi en rapport possible avec l'état de l'audition.

Enfin au point de vue affectif, émotions, plaisirs, douleurs, antipathies et sympathies, l'état de la sphère acoustique joue un rôle important.

Quoiqu'il en soit l'état anatomique des organes de l'audition chez l'idiot ou le dégénéré peut fournir à l'examen direct des données intéressantes :

L'examen de la membrane tympanique peut déceler une affection de l'oreille moyenne (Sclérose, catarrhe, suppuration, etc.)

L'examen du conduit auditif externe et de la Trompe d'Eustache ne doit pas être négligé ; l'atrésie plus ou moins complète de ces canaux, est directement liée à l'arrêt de développement des parois osseuses, aux asymétries cranio-faciales ou au développement des formations adénoïdes étroitement liées à l'état d'arriération générale mentale et physique.

L'oreille externe au point de vue morphologique a une importance qu'on ne peut nier, après les travaux de Morel et Schwalbe ; au point de vue anthropologique, les mensurations auriculaires doivent être complétées par les mensurations craniométriques (brachycephalie des idiots à système sensoriel imparfait).

— Microscopiquement on peut observer des altérations des expansions nerveuses terminales de la 8e paire et des portions de l'oreille interne qui s'y rattachent.

Des altérations centrales peuvent exister aussi, et se trouver en relations de cause à effet avec les lésions périphériques.

Dans des cas, (idiotie dite périphérique) à l'altération sensorielle correspond secondairement l'atrophie du centreinutilisé.

Inversement l'altération périphérique peut dépendre d'une lésion centrale primitive.

Les centres correspondants à la fonction auditive sont les zônes temporo-occipitales moyennes et le lobe pariétal inférieur — les localisations précises ne peuvent être mieux affirmée, eu égard aux divergeances de détail des auteurs, en particulier pour ce qui concerne la surdité verbale.

L'anatomo-clinique appliquée à l'idiotie peut contribuer à éclairer les points qui nous occupent (autopsies de Seppili). Les données embryologiques corroborent les précédentes.

— Les causes de l'audition imparfaite chez nos malades, étant connues, il y a lieu d'y remédier par des méthodes pédagogiques spéciales, jointes à un examen organique minutieux, avec thérapeutique locale appropriée, au besoin.

Les procédés d'enseignement visent à développer par associations l'intelligence arriérée par imperfection des sens et insuffisance des acquisitions.

Le but vers lequel on doit tendre, est l'égalité sociale qui n'est possible qu'avec l'enseignement de la parole articulée (au lieu de la dactylologie).

Bien que difficile à appliquer à l'imbécile, cette méthode doit être préconisée comme pour le sourd simple.

A son défaut SEGUIN recommande les applications de la musique à la gymnastique élémentaire, le chant pour les organes vocaux par exemple, le rythme mnémonique, etc., tous moyens qui mettent à profit la fonction *auditive*.

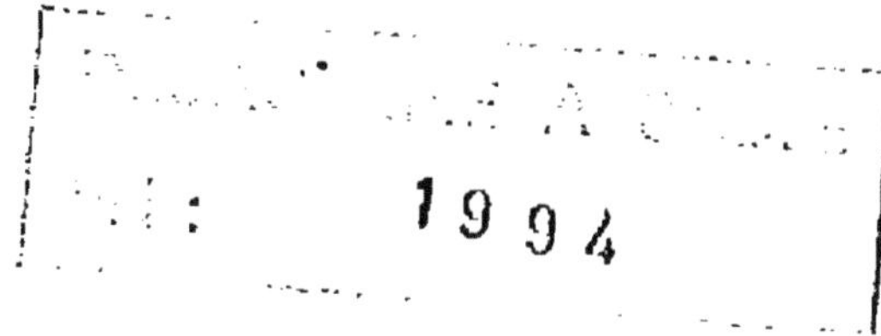

TABLE DES MATIÈRES

Imprimerie Générale de Châtillon-sur-Seine. — A. PICHAT.

www.ingramcontent.com/pod-product-compliance
Ingram Content Group UK Ltd.
Pitfield, Milton Keynes, MK11 3LW, UK
UKHW012236240726
13966UKWH00003B/1112